イラスト
スポーツ・運動と栄養
—理論と実践—

今村　裕行

平川　史子

飯出　一秀

吉村　良孝　　著

堀田　徳子

前川　真姫

保科　圭汰

小田　和人

東京教学社

飯出　一秀（環太平洋大学　体育学部・教授）

吉村　良孝（別府大学　食物栄養科学部・教授）

堀田　徳子（西九州大学　健康栄養学部・教授）

前川　真姫（環太平洋大学　体育学部・准教授）

保科　圭汰（環太平洋大学　体育学部・講師）

小田　和人（長崎国際大学　健康管理学部・講師）

はじめに

　2020年東京オリンピック・パラリンピック開催が決まった今，わが国ではスポーツを強化する機運が高まっている．事実，世界的に活躍する選手やチームが様々な競技種目で現れている．

　他方，厚生労働省は，「健康づくりのための身体活動基準2013」を策定し，身体活動の増加でリスクを低減できるものとして，従来の糖尿病・循環器疾患等に加え，がんやロコモティブシンドローム・認知症が含まれることを明確化した．

　スポーツ栄養学の役割には，大別すると「競技スポーツ実践者（アスリート）の能力が最大限発揮できるような身体づくりやコンディショニングのための栄養サポート」と「健康づくりのために行う生涯スポーツ実践者に対する栄養指導」が含まれる．

　わが国においては，2008年から公認スポーツ栄養士の養成がはじまり，栄養系大学においても体育系大学においても「スポーツ栄養学」の授業が独立して行われるようになっている．

　このような社会の流れを背景として，本書は次の編集方針のもとに執筆された．
(1) 学生の理解を助ける目的で数多くのイラストや図表を使用した．
(2) スポーツ栄養学を体系的に学び，栄養サポートを実施するために必要なデータの収集・分析を行い，栄養状態の評価・判定（アセスメント）から適切な指導に結び付ける内容を記述した．
(3) スポーツ栄養学の理論と実践を兼ね備えた内容とした．

　具体的には，第1〜6章では運動生理学や栄養学の基礎をまとめ，それぞれの学生が容易に理解できるようにした．第7〜11章（実践編）は，競技スポーツの現場で実際に選手の栄養指導・管理に携わっている管理栄養士・スポーツ栄養士によって執筆されており，現場の栄養指導に生かせる内容にした．

　本書の不備な点については，ご批判を賜るようお願い申し上げる次第である．特に，学生の視点に立ったご助言がいただければ幸いである．

　本書が，管理栄養士，栄養士，あるいは体育・スポーツの分野で活躍される方々にとって少しでもお役に立てば著者らの望外の喜びである．

　本書の企画・出版に際し，終始温かい励ましとご助言をいただいた東京教学社社長　鳥飼正樹氏に深謝する．

2020年3月

著者一同

目　次

第8章　スポーツ栄養の食事の考え方と基本

第9章　運動種目別の栄養管理

第13章　ドーピング・サプリメント

巻末資料

イラスト：田中　聡・梅本　昇

カバーデザイン：othello

本書で使用している略語・語句の説明

ACSM	American College of Sports Medicine	アメリカスポーツ医学会
ADP	adenosine diphosphate	アデノシン二リン酸
ATP	adenosine triphosphate	アデノシン三リン酸
BCAA	branched chain amino acids	分枝アミノ酸
BMI	body mass index	体格指数
BMR	basal metabolic rate	基礎代謝量
CP	creatine phosphate	クレアチンリン酸
DCO	doping control officer	ドーピング・コントロール・オフィサー
DHA	docosahexaenoic acid	ドコサヘキサエン酸
DIT	diet induced thermogenesis	食事誘発性熱産生
EPA	eicosapentaenoic acid	エイコサペンタエン酸
FAT	female athlete triad	女性アスリートの三主徴
FFQ	food frequency questionnaire	食物摂取頻度調査法
FT	fast-twitch glycolytic	速筋線維
GLP-1	glucagon like peptide-1	グルカゴン様ペプチド-1
GIP	glucose dependent insulinotropic polypeptide	グルコース依存性インスリン分泌刺激ポリペプチド
Hb	hemoglobin	ヘモグロビン
IOC	International Olympic Committee	国際オリンピック委員会
JADA	JAPAN Anti-Doping Agency	日本アンチ・ドーピング機構
JISS	Japan Institute of Sports Sciences	国立スポーツ科学センター
LBM	lean body mass	除脂肪体重
METs	metabolic equivalents	運動強度の単位
PAL	physical activity level	身体活動レベル
ST	slow-twitch glycolytic	遅筋線維
TEA	thermic effect of activity	身体活動によるエネルギー消費
TEE	total energy expenditure	総エネルギー消費量
TUE	therapeutic use exemptions	治療使用特例
$\dot{V}O_2max$	maximal oxygen uptake	最大酸素摂取量
WBGT	Wet Bulb Globe Temperature	湿球黒球温度

第1章 スポーツ・運動と栄養の基本

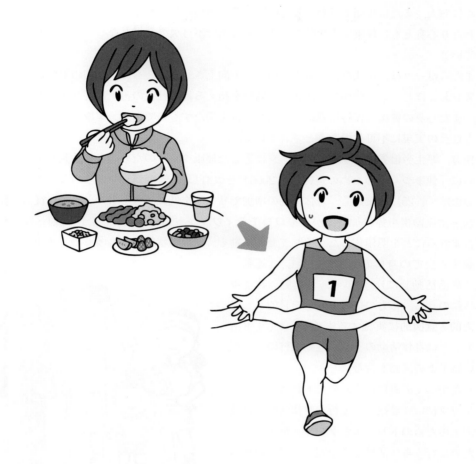

　近年，わが国ではスポーツを強化する機運が高まっており，多くのアスリートがスポーツ栄養士のサポートを受けるようになってきました．

　栄養は，身体活動のためのエネルギーと身体を構成する成分の供給源であることから，アスリートの身体づくりやトレーニングには欠かせないものです．すなわち，各栄養素の働きを最大限に活用するには，アスリートが行っている競技種目の特性と日常のトレーニングを関連させながら捉える必要があります．

　この章では，

1. スポーツ・運動の定義
2. スポーツ栄養とは
3. アスリートにおける栄養摂取の考え方

について学びます．

1.1　スポーツ・運動の定義

2011（平23）年に制定された**スポーツ基本法**の前文では「スポーツは，心身の健全な発達，健康及び体力の保持増進，精神的な充足感の獲得，自律心その他の精神の涵養等のために個人，または集団で行われる運動競技その他の身体活動であり，今日，国民が生涯にわたり心身ともに健康で文化的な生活を営む上で不可欠のものとなっている」と記述されている．

またスポーツは，次代を担う青少年の体力を向上させるとともに，人格の形成に大きな影響をおよぼし，人間関係の希薄化等の問題を抱える地域社会の再生に寄与するものである．また心身の健康の保持増進にも重要な役割を果たすものであり，健康で活力に満ちた長寿社会の実現に不可欠であるとされている．

他方，厚生労働省は，ライフステージに応じた健康づくりのための身体活動を推進するために「健康づくりのための運動基準2006」を改訂し，「健康づくりのための身体活動基準2013」（平25）を策定し，身体活動の増加でリスクを低減できるものとして，従来の糖尿病・循環器疾患等に加え，がんや**ロコモティブシンドローム**（4章4.1参照）・認知症が含まれることを明確化した．そして身体活動を，安静の状態よりも多くのエネルギーを消費する全ての身体の動きと定義し，「運動」と「生活活動」に分けている．「運動」とは身体活動のうち，体力の維持・向上を目的として計画的・意図的に実施するものをいい，「生活活動」とは身体活動のうち，運動以外のものをいい職業上の活動も含む．

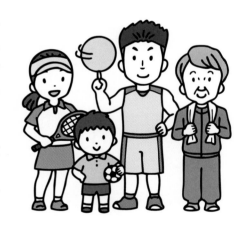

したがって広義に捉えるのであれば，運動・スポーツには「競技として行う身体活動と競技力向上のためのトレーニング」や「健康づくりのために行う身体活動」，「余暇としての身体活動」の全てが含まれる．

1.2　スポーツ栄養とは

アスリートの競技力向上や身体づくり・コンディショニングにおいて，栄養・食事が重要な役割を担うことは，ほとんどの指導者・アスリートが認識しているだろう．近年のオリンピックにおいても，多くのアスリートが**スポーツ栄養士**のサポートを受けている．そのサポート内容は競技者の自己管理能力を高めるための栄養教育や食環境の整備にいたるまで多岐にわたっている．もちろん，食事だけでアスリートのパフォーマンスが上がるわけではないが，日々のトレーニング状況やコンディショニングを良好にするには，「食事」が土台となっている．

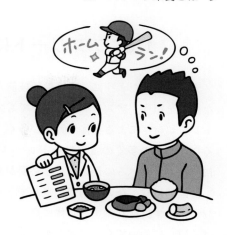

　世界の頂点を競うアスリートにとって，その競技力は紙一重であるかも知れないが，その紙一重を左右するものこそ，「食事＝スポーツ栄養」であるといえるだろう．

　スポーツ栄養の世界は，一見華やかに見えるかもしれないが，様々な理論に裏付けされた知識とスキルが必要であり，そのスキルを教育・保障する制度として 2008（平 11）年から公認スポーツ栄養士の養成が始まった．

1）公認スポーツ栄養士制度とは

　公認スポーツ栄養士とは，（公社）日本栄養士会および（公財）日本スポーツ協会の共同認定による資格である．受講条件は，① 管理栄養士であること，② 22 歳以上であること，③ スポーツ栄養指導に携わった経験があるもの（予定も含む）である．

　スポーツ栄養士の資格を取得するには，図 1-1 のように集合講習やテストに加え，スポーツ栄養現場のインターンシップ，検定試験（プレゼンテーション，口頭試問等）があり，合格するまでの道のりは容易ではない．多くの者が働きながら，資格取得に向けて切磋琢磨している．

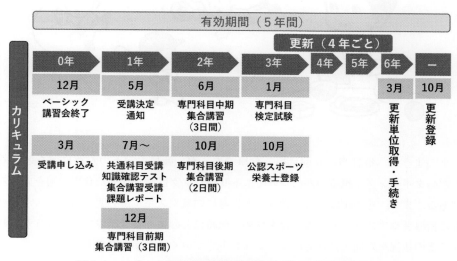

図 1-1　スポーツ栄養士制度受講の流れ（2020 年 1 月現在）

（資料：日本栄養スポーツ学会ホームページより）

1.3　アスリートにおける栄養摂取の考え方

　先にも述べたように，食事は競技能力の向上，身体づくり，コンディショニングに重要な役割を担う．アスリートでなくても食事は1日3食程度摂るだろうが，アスリートは，トレーニングによる身体活動量が多く，必要なエネルギー量（食事のかさ）もおのずと多くなる．その多くの食事量をトレーニング時間の合間で，どのように3食および補食[*1]に分配して食べるのかを考える必要がある．

　計画的に食べないと消費エネルギー量（トレーニング量）を補充することができず，パワーが出ず，疲れやすい身体になる．また，身体づくりのために必要な栄養素（主にたんぱく質）においても，必要なエネルギー量が満たされていないと，身体づくりの材料には回らない．その摂り方も，筋修復に効果的なタイミングであることが重要である．また，アスリートはケガやストレスにもさらされやすい．せっかくトレーニングを積んできても，ケガや風邪で試合に出れないのでは意味がない．そこで，コンディショニングの位置づけとしても，日々の休養・栄養を組み合わせたトレーニング計画が必要となってくる．

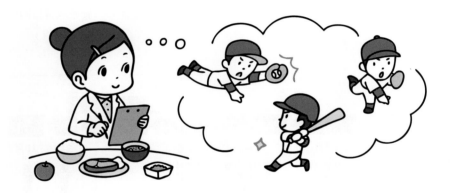

　以上のように，毎日当たり前に摂る食事であるが，競技力向上のために何をどれくらい，どのタイミングで摂るのかについて，トレーニング計画を含めた食事計画を立てる必要がある．また，その実践にはアスリート自身に知識やスキルが必要であり，スポーツ栄養士は指導者やアスリートへの教育を含め，同時にどのような食環境整備を行うかが鍵であり，その状況を短期・長期的にマネジメントしていくことが重要である．

---

*1　補食とは，単に甘いものを食べる「おやつ」のことではありません．
　　アスリートは，多くのエネルギーや栄養素を必要としますが，3食の食事だけで全て補うことは難しいです．また，エネルギーを確保するために試合から逆算して，食事以外で糖質等を補給することや，回復を促すために，試合後に軽く糖質やたんぱく質を補うといったように，食事以外で意図的にとる軽食のことを「補食」と言います．

第2章

エネルギー代謝

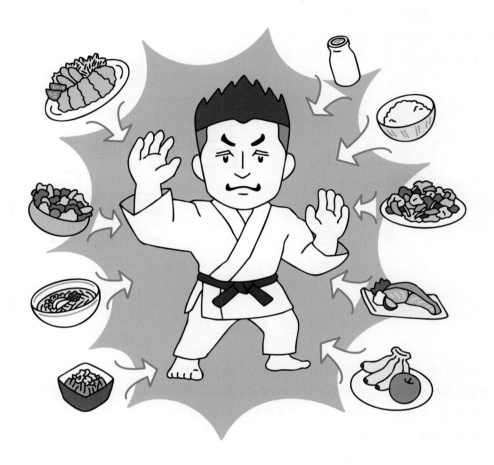

　「スポーツをする」には身体を動かすためのエネルギー源が必要になります.
　この章では，そのエネルギーを食物からどのように摂り入れて使っているか，身体を動かす筋肉にはどのような種類があり，どのようにスポーツと関わり，その必要なエネルギーを摂り入れているかを理解し，以下のスポーツとエネルギーの関係を学んでいきます.
① 　身体活動とエネルギーの関係
② 　筋肉の特徴とエネルギーの関係
③ 　スポーツのエネルギー供給系

2.1 エネルギーとは？

　テレビや冷蔵庫はコンセントから電気エネルギーを使って動く．私たちは，ガスコンロでは熱エネルギーを使って調理を行い，ガソリンや電気などのエネルギーで動く車や電車によって移動する．また，太陽の日光などからは温かさを感じ取っている．このように，生活とエネルギーは関係が深く，エネルギーが無ければ私たちは生きていくことが難しい．私たちの生活の中にはいろいろなエネルギーが存在し，そのエネルギーを加工して日常生活を送っているのである（図2-1）．

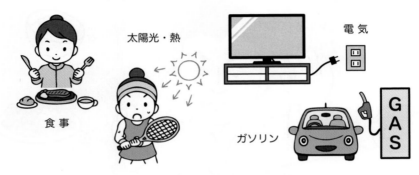

図2-1　生活とエネルギーの関係

2.2 代謝とは？

　代謝とは，生命活動を維持するのに必須なエネルギーの獲得や，成長に必要な栄養素を合成するために生体内で起こるすべての生化学反応の総称である．

　ゆえに，エネルギー代謝とは，「栄養物を口より摂り入れ，分解・消化吸収し，熱エネルギーに変換して，身体活動を行う熱エネルギーとして体温の保持を行い，日常生活を続けていくこと」である（図2-2）．

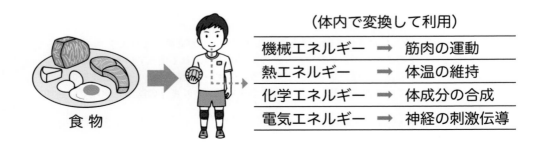

図2-2　生命のエネルギー変換

2.3　スポーツとエネルギー代謝

　人間は生命維持や成長のために栄養を摂取し，身体活動や体温の保持のためにエネルギーを消費して日常生活を送っていることは先に説明した．スポーツに関わる身体活動も同様である．栄養素はエネルギーになる① 糖質や② 脂質，身体の土台となる骨や筋肉などをつくる③ たんぱく質，さらに身体の調子を整える④ ビタミンや⑤ ミネラルなどの役目がある．身体活動に関わる① 〜⑤ の栄養素を五大栄養素という（図 2-3）．

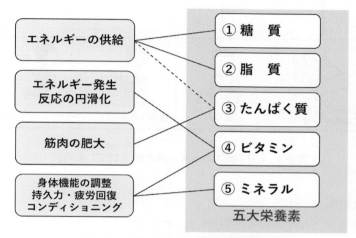

図 2-3　スポーツにおける栄養素の役割

　この五大栄養素はスポーツでのエネルギーを供給し，身体をつくり，コンディションを維持するために大きく関わってくる．また，ヒトの身体は車の構造や機能に例えるとわかりやすい．

　糖質は，運動をするエネルギー源となるもので，肝臓と筋肉にグリコーゲンとして蓄えられる．車に例えると車を動かすガソリンといえる．

　脂質は少量でも多くのエネルギーを得ることができる効率の良いエネルギー源である（1 g あたり 9 kcal）．

　たんぱく質は体を構成する筋肉，内臓，皮膚など，身体の重要な構成部分になる．車に例えるとボディーなどの材料となり，この部分がしっかりしていないと走ることもできない．身体づくりに重要な栄養素である．

　ビタミンやミネラルはエネルギーではないが，糖質，脂質，たんぱく質の働きを助け，体の調子を維持するのに役立っている．車に例えるなら，その機能を正しく維持する役目であるオイルといえる．

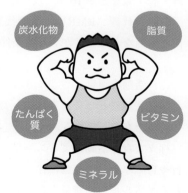

1) エネルギー消費量の要素

　1日の総エネルギー消費量（TEE）とは基礎代謝量（BMR），身体活動によるエネルギー消費（TEA），食事誘発性熱産生（DIT）の3つに分類できる（図2-4）．

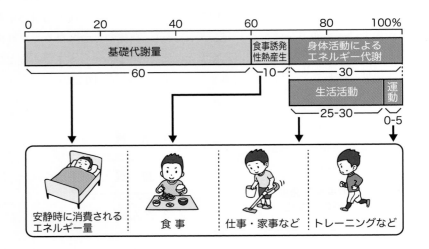

図2-4　1日の総エネルギー消費量（TEE）の内訳

（1）基礎代謝量

　基礎代謝量とは「人間が生命を維持するために最低限必要なエネルギー消費量」である．基礎代謝量の測定は，①11～12時間の絶食，②安静仰臥位で筋緊張を最小限にした状態（心身ともにストレスの少ない覚醒状態），③早朝，室温22～25℃，湿度50～60％程度に保たれた快適な室内で行われる．

　実際の環境条件を設定することは可能だが，被験者の心理状態を規制することは難しく測定値が条件通りとはならないのが現状である．

①　生体内における基礎代謝量の内容

　基礎代謝量の内訳は，骨格筋22％，肝臓21％，脳20％，心臓9％，腎臓8％，骨・皮膚・腸・腺などが16％，残りの4％は脂肪細胞である．

　安静時代謝（RMR）は基礎代謝量よりも条件がゆるく，「座位，12時間未満の食後時間や室温などの条件が異なる条件下で測定されたもの」である．

（2）活動代謝量

　活動代謝量とは「基礎代謝と食事誘発性熱産性（DIT）を1日の総エネルギー消費量から引いたもの」である．

　様々な身体活動によるエネルギー消費量であり，スポーツによるエネルギー消費量，歩行や自転車などの移動に伴うエネルギー消費量，着替え・買い物・料理等の日常生活に関わるエネルギー消費量を含んでいる．

　アスリートは一般人と比較すると身体活動は多く，その活動に伴うエネルギー消費量が高くなる，そのエネルギー消費量に見合うようなエネルギー摂取量が必要となり，エネルギー摂取量とエネルギー消費量のバランスが重要になる（図2-5）.

　そのため，アスリートの1日のエネルギー必要量を知ることはエネルギーの収支バランスを保つためにも必要となる.

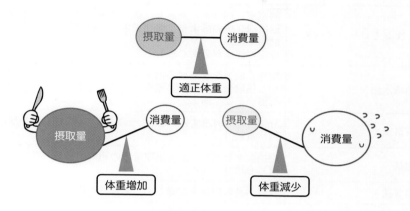

図2-5　摂取と消費のエネルギーの収支バランスの概念

（3）食事誘発性熱産生

　糖質，脂質，たんぱく質（エネルギー産生栄養素）を咀しゃく，消化，吸収，運搬するために必要なエネルギーを食事誘発性熱産性（DIT）といい，それぞれの栄養素によるエネルギー消費量はたんぱく質で摂取したエネルギー量の約30％，糖質で約5％，脂質で約4％である．DITは1日の総エネルギー消費量の10％を占める.

2）エネルギー消費量の測定法

　アスリートは多くのエネルギーを消費する．パフォーマンスの向上や健康維持の観点からも消費したエネルギーは元に戻さなくてはならない．そこでどの程度の補充が必要なのかを知るためにもエネルギー消費量の測定が必要となる.

　エネルギー消費量の測定法は**直接法**と**間接法**に分類される．一般的には間接法が多く使われている.

（1）直接法

　大がかりな装置が必要で，その装置内において熱や空気の温度上昇や熱放散量を計測する方法である．大がかりな装置と特殊な管理技術が必要のため普及していない.

（2）間接法

　現在，最も一般的な方法で，体内において糖質，脂質，たんぱく質がエネルギー産生時に体内に摂り込まれた酸素量と二酸化炭素排泄量からエネルギー消費量を推定する方法であ

る．表2-1の測定法は間接法の測定理論をもとにエネルギー消費量を推定する方法である．

表2-1 測定法の種類（間接法）

種 類	特 徴
• ダグラスバック法 • ブレイス－バイ－ブレイス法	マスクやフードを装着させ，呼気ガスを採取し，酸素や二酸化炭素から摂取量と排泄量の割合を計算する方法である．
• ヒューマンカロリーメーター	測定室にベット，トイレ，机，椅子，テレビなどを置き，部屋に滞在中の酸素や二酸化炭素から摂取量と排泄量の割合を計測する． 専用の部屋が必要である．
• 二重標識水法	特殊な成分を含有する水を体内に投与して酸素や二酸化炭素から摂取量と排泄量の割合を計算する方法であり，高価な分析器が必要である．
• 加速度計法	身体活動の加速度を推定し，その大きさから消費量を推定する． 例）歩数計
• 心拍数法	心拍数を計測し，酸素摂取量との相関関係から推定する． 例）心拍計
• 要因換算法	身体活動の内容を記録して，消費量を推定する．

2.4 スポーツと骨格筋

1）骨格筋の構造

　ヒトの筋肉は2種類に分類される．1つは筋肉に横紋構造をもつ**横紋筋**（おうもんきん）と横紋構造をもたない**平滑筋**（へいかつきん）である（図2-6）．

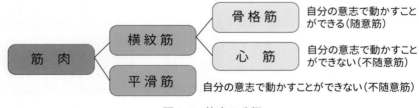

図2-6 筋肉の分類

　横紋筋には骨格筋と心筋が，横紋が無い平滑筋には**内臓筋**や**血管筋**などがある．骨格筋は自分の意志で動かすことができる**随意筋**で心筋や内臓筋は自分で動かすことが出来ない**不随意筋**である．随意筋は運動神経の支配を受け，不随意筋は自律神経から支配を受けている（図2-7）．

種　類	横　紋	自分の意志	場　所
骨格筋	あ　り	動　く （随意筋）	身体の筋肉
心　筋	あ　り	動かない （不随意筋）	心臓の筋肉
平滑筋	な　し	動かない （不随意筋）	内臓の筋肉

【 筋組織の分類 】

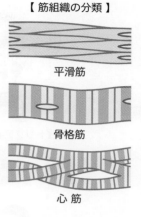

平滑筋

骨格筋

心　筋

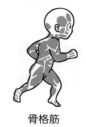

骨格筋

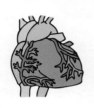

心　筋

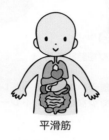

平滑筋

図 2-7　筋肉の種類

　また，ヒトの身体は約 400 個の骨格筋でできている．ヒトを車に例えると，骨格筋は車体を構成しているボディ部分に当たる．骨が車体の枠組みという感じである．その他にもエンジン＝心臓，オイル＝血液，タイヤ類＝足，ライト＝目，ボディ＝身体，顔面＝顔，マフラー＝肛門，ホイール＝靴，サスペンション＝関節，給油口＝口，燃料タンク＝胃袋，グリル＝皮膚，コンピュータ＝脳である．エンジンは心臓，そしてガソリン（食物）を体外から入れて車を動かすのである（図 2-8）．

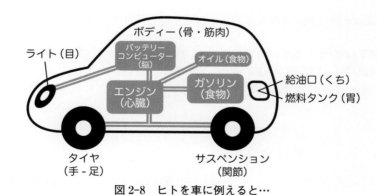

図 2-8　ヒトを車に例えると…

2）骨格筋の種類と特徴

　速筋は，素早く収縮する事ができる筋肉で，短時間（一瞬）で大きな力を発揮するときに使われる．しかし，大きな力を発揮できる反面，持久力がなく疲労しやすい筋肉である．

　遅筋は，ゆっくり収縮する筋肉で，速筋のように強い力を発揮することができないが，持続のある力を長時間発揮する持久力に優れていて，疲れにくい筋肉である．

　速筋は筋肉が白っぽく見えるため白筋，遅筋は赤く見えるため赤筋と呼ばれており，魚

で例えると近海で泳ぐタイやヒラメは瞬時に逃げる速さをもった白身の速筋であり，遠洋で泳ぐマグロやカツオは，長時間泳ぐスタミナをもった赤身の遅筋である（図2-9）.

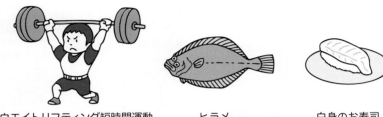

速筋型

ウエイトリフティング短時間運動　　　ヒラメ　　　　白身のお寿司

速筋は，主に短距離走やウエイト・トレーニングなどに使われ，この筋肉を鍛えるには，重い負荷で少ない回数のトレーニングをすると効果的である.

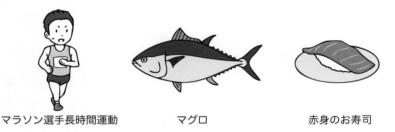

遅筋型

マラソン選手長時間運動　　　マグロ　　　　赤身のお寿司

遅筋は，長距離走などに使われ，軽い負荷で多くの回数のトレーニングをすると効果的である.

図2-9　速筋と遅筋の違い

骨格筋線維はその特徴により大きく速筋線維と遅筋線維の2つの種類に分類されている.

速筋線維（FT〈速い収縮，白色，太い線維，疲れやすい，Type Ⅱ〉線維）
遅筋線維（ST〈遅い収縮，赤色，細い線維，疲れにくい，Type Ⅰ〉線維）

《コラム・こらむ・column》

鮭は白身魚⁉

　実は鮭は白身魚の仲間です．しかし，鮭の切り身は赤いのはご存じのはずです.

　これは餌となる藻類やプランクトンに含まれる「アスタキサンチン」という赤い色素のせいです.

　鮭はカニの幼生や甲殻類を餌にしているので，食物連鎖により摂り込まれて赤くなります.

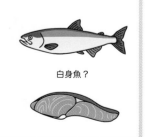

白身魚？

速筋線維（Type Ⅱ）はさらに，Type ⅡA と Type ⅡB の2つに分けられる．これらの分類は収縮速度からその特徴を表している．さらに代謝特性からも分類でき，SO 線維

（遅筋，Type Ⅰ），FOG 線維（速筋，Type ⅡA）線維，FG 線維（速筋，Type ⅡB）の 3
つに細かく分類されている．

　このように筋肉は色や太さ，ミトコンドリアの数，収縮速度，疲労度などの違いにより
分類がなされている（表 2-2）．

表 2-2　骨格筋筋線維の種類と特徴

筋肉の特徴	筋肉の種類		
	遅　筋 Type Ⅰ（SO）	速　筋 Type ⅡA（FOG）	速　筋 Type ⅡB（FG）
筋肉の色	赤　筋	赤　筋	白　筋
筋肉の太さ	細　い	中　間	太　い
ミトコンドリアの数	多　い	多　い	少ない
筋肉の種類	ひらめ筋	外側広筋	広背筋
収縮速度	遅　い	速　い	速　い
疲労速度	遅　い	中　間	速　い
神経伝達速度	遅　い	速　い	速　い
役　割	姿勢の維持	中等度の持続力	素早い運動

3）骨格筋筋線維のタイプの移行

　以前では筋線維は遺伝的な影響が多く，トレーニングなどで変化はしないとされてきた
が，現在ではその身体活動量の増減により筋線維のタイプに変化が現れるとしている．長
時間の持久性トレーニングを多く行うと Type Ⅰ型線維（遅筋）の増加を認め，短時間高
強度トレーニングでは Type Ⅱ型線維（速筋）が増加する．ヒトの筋線維組成は基本的に
は遺伝の影響を受けるが，トレーニングの増減により速筋や遅筋に移行する（図 2-10）．

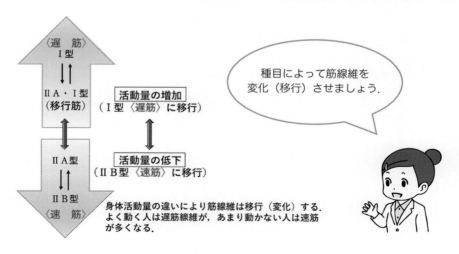

図 2-10　活動の増減による筋線維タイプの移行（変化）

2.5　スポーツとエネルギー供給系

　スポーツで消費したエネルギーは常に補う必要がある．補うためにはアデノシン三リン酸（ATP）の再合成を行わなくてはならない．このエネルギー供給系は大別すると有酸素系エネルギー供給機構と無酸素系エネルギー供給機構となる．さらに無酸素エネルギー供給機構は ATP-CP 系と乳酸（解糖）系に分けることができる．この運動時のエネルギー供給系は短時間で大きな力を発揮するエネルギー供給系を ATP-CP 系といい，長時間だが，弱い力発揮の有酸素系がある．その中間に解糖系のエネルギー発揮があり，運動時間とエネルギー発揮の関係は3つに分類されている（図2-11）．

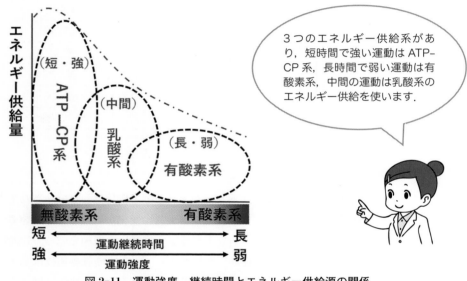

３つのエネルギー供給系があり，短時間で強い運動は ATP-CP 系，長時間で弱い運動は有酸素系，中間の運動は乳酸系のエネルギー供給を使います．

図2-11　運動強度，継続時間とエネルギー供給源の関係

1) ATP とエネルギー

ATP は生体内における直接のエネルギー源であり，アデニン，リボースとリン酸基が 3 分子結合した高エネルギーリン酸化合物である．必要に応じて 1 分子のリン酸を放し，エネルギーを放出してアデノシン二リン酸（ADP）となる（図 2-12）．

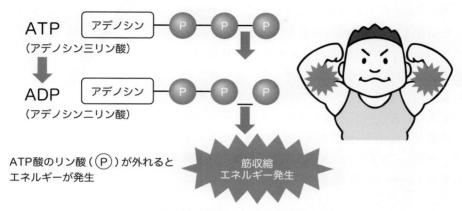

図 2-12 筋収縮エネルギー発生の仕組み

2) ATP の再合成

消費されたエネルギーを補充するには ADP にリン酸を結合させて ATP に戻すエネルギーが必要となる．ATP の再生に必要なエネルギーはクレアチンリン酸の分解とグルコース，脂肪酸，アミノ酸の酸化分解によって得られる．アミノ酸の場合には，アミノ基が切り離されて尿素として排泄され，残りの非窒素部分がグルコース，脂肪酸の代謝系に入ってエネルギー源として利用される（図 2-13）．

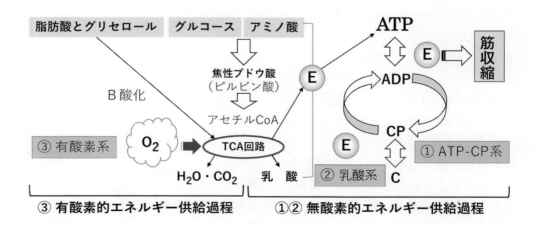

図 2-13 筋運動とエネルギー供給系（糖質・脂質たんぱく質）の概念図

（1）ATP-CP 系エネルギー（非乳酸性機構）　爆発的な筋力とパワー，スピード

主に陸上競技の 100 m やウエイトリフティング，サッカーや野球のダッシュ，スキーのジャンプ，一般のトレーニングでも重い重量を一気に上げる場合に使われる．いわゆる，全力で力を発揮する際のエネルギーである．筋肉にある ATP はごく僅かで，全力運動をした場合は 10 秒以内で枯渇する．

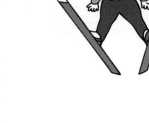

筋肉内には ATP 以外にクレアチンリン酸（CP）がある．CP は筋収縮の直接のエネルギー源にはならないが，ADP から ATP を速やかに再生するエネルギーである．ATP-CP 系はエネルギー産生量が少なく，持続力は短いが，酸素が無い状態で速やかにエネルギーを発生できるため，瞬間的な動きや激しい運動の初期エネルギー供給に重要な役割を担っている．

（2）乳酸系エネルギー　パワー持久力

ATP-CP 系エネルギーと有酸素系エネルギーの中間にあたるエネルギー供給系である．このエネルギー供給系を使って行う運動は比較的長時間，強い力を発揮できる競技で陸上競技のロング・スプリントと呼ばれる 400 メートル走や中距離走，自転車の短距離レースなどは主にこれをエネルギー源とする．これはグルコースやグリコーゲンから乳酸が出来る解糖過程でつくられるエネルギーを利用して，乳酸まで分解し，その過程で ATP が生成される機構である．しかし，筋肉への乳酸の蓄積によってこのエネルギー供給系が止まってしまうと動けなくなる．

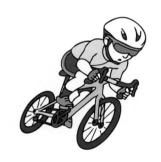

（3）有酸素系エネルギー　有酸素パワー

ウォーキングやジョギング，エアロビクス，サイクリング，水泳など，長時間継続して行う運動をいう．これらの運動は，運動中に筋を収縮させるための ATP エネルギーを，体内の脂質を基質として酸素とともに大量のエネルギーをつくり出すことから，有酸素運動といわれている．この機構が働くのは酸素の供給が継続的な運動を指している（表2-3）．このエネルギー供給系では強い力は出ないが，長時間運動を行うときに使うエネルギー供給系である．

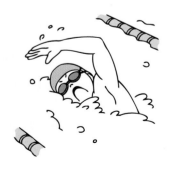

表 2-3　エネルギー産生系の特徴

	有酸素性機構	無酸素性機構	
		ATP-CP 系	乳酸系
酸素の必要性	必要	不要	不要
エネルギー産生量	きわめて多い	少ない	多い
筋収縮持続性	長い	短い	中間
筋収縮速度	遅い	きわめて速い	速い
エネルギー発生速度	遅い	きわめて速い	速い

　表 2-3 で示した運動時のエネルギー供給系の特徴では酸素の要・不要，また筋収縮時間時間の長・短，筋収縮速度の遅・速というような特徴の違いを説明した．表 2-4 では運動時間とエネルギー供給系の違いを説明する．短時間競技では主に ATP-CP 系のエネルギーが使われ，10 分を超える運動は有酸素系のエネルギーが，その中間の運動で，10 秒以上〜 10 分以内の運動では，乳酸系＋ATP － CP 系または，乳酸系＋有酸素系の混合エネルギー供給が使われる．

表 2-4　運動時間とエネルギー供給系

競技時間	エネルギー供給系	主な競技
10 秒	ATP-CP 系	100 m 走，走り幅跳び
10〜30 秒	ATP-CP 系＋乳酸系	200 m 走，砲丸投げ
30〜90 秒	乳酸系＋ATP-CP 系＋有酸素系	400 m 走，テニス
90 秒〜4 分	乳酸系＋有酸素系	800 m 走，カヌー
4 分〜10 分	有酸素系＋乳酸系	1,500 m 走，サッカー
10〜90 分	有酸素系	5,000 m 走，自転車競技
90 分以上	有酸素系＋貯蔵エネルギーの利用	マラソン

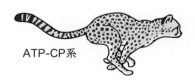

ATP-CP系

時速110km×400mの走行が可能．
早いが持久力に欠ける．

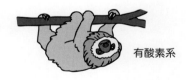

有酸素系

世界一動きの遅い哺乳類であるナマケモノの
トップスピードは，わずか時速1.6km．

《コラム・こらむ・column》

アスリートを車に例えると？

　アスリートは車に例えることができる．一般のスポーツ愛好家を普通車や軽自動車に例えるならば，アスリートは，強力なエンジンを抱えているスポーツカーに例えられる．さらにトップアスリートといわれるオリンピックチャンピオンはF1レーシングカーといえる．

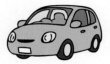
スポーツ愛好家

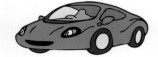
アスリート

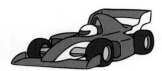
オリンピックチャンピオン

第3章 スポーツ・運動における栄養素の働き

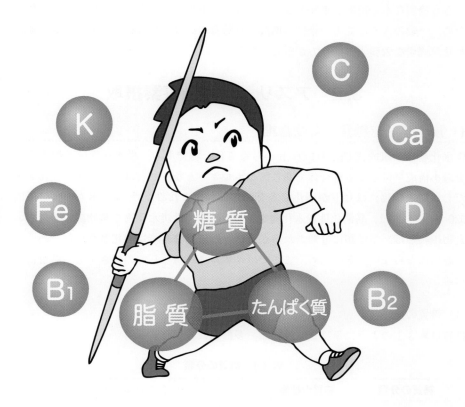

　　競技力向上・コンディションの維持のためには，摂取する栄養素の種類や摂取タイミングを考慮する必要があり，運動時には日常生活よりも多くのエネルギーが消費されることから，前後の栄養素摂取は競技力に大きな影響を与えます．日々のトレーニングを充実させ，試合時にベストな状態へ仕上げるためには体調管理が重要であることから，ケガや風邪を予防し，コンディションを崩すことがないように栄養素の補給を心掛ける必要があります．この章では，各栄養素および水分の役割について，特に運動と関連する内容を中心に学びます．

3.1 運動と栄養素

　アスリートが日々のトレーニングを充実させ，試合時にベストな状態へ仕上げるためには体調管理が重要であることから，ケガや風邪を予防し，コンディションを崩すことがないように栄養素の補給を心がける．さらに運動中の発汗により水分だけでなく，ミネラルなどの電解質が損失することは，競技力に大きく影響をおよぼすことから，生命維持の観点からも適切な水分摂取が重要となる．アスリートでは競技力向上を目指した身体づくりのため，一般の人では健康の維持・増進，高齢者の筋量減少抑制のため，トレーニングと合わせた適切な栄養素の摂り方が重要となる．

3.2 アスリートの栄養素摂取

1）炭水化物（糖質・食物繊維）

　炭水化物は，組成式 Cm（H_2O）n からなる化合物である．炭水化物は単糖あるいはそれを最小構成単位とする重合体である．エネルギーとなる糖質はすべて炭水化物である．ただし，炭水化物にはヒトが消化できないものも含まれるため，「日本人の食事摂取基準（2020年版）」では，易消化性炭水化物を**糖質**，難消化性炭水化物を**食物繊維**としている．

　食物繊維とは，多糖類に分類されるが，ヒトの消化酵素では消化されないため，エネルギー源にはならない．そのため，ここではエネルギー源としての働きをもつ糖質について述べる．

（1）糖質の種類

　糖質は表3-1のように単糖類，二糖類，多糖類に分類される．

表3-1 糖質の分類

糖質の分類	糖質の種類	含まれる食品
単糖類	グルコース（ブドウ糖）	果物・はちみつ
	フルクトース（果糖）	果物・はちみつ
	ガラクトース	乳汁（母乳，牛乳など）
二糖類	スクロース（ショ糖）	砂糖・さとうきび・てんさい・はちみつ
	ラクトース（乳糖）	牛乳・母乳
	マルトース（麦芽糖）	麦芽・水あめ・甘酒
多糖類	デンプン	穀類・いも類
	グリコーゲン	肝臓・筋肉・牡蠣

① 単糖類

　単糖類とは，これ以上分解できない最小の単位の糖である．グルコース（ブドウ糖）は二糖類のショ糖，乳糖，麦芽糖や多糖類のデンプン，グリコーゲンなどの構成成分となる．

また，血液中のグルコース濃度を**血糖値**といい，グルコースは各組織のエネルギー源として機能する．フルクトースは果実やはちみつに含まれ，糖質のなかでは最も強い甘味を示す単糖である．ガラクトースは乳汁（牛乳，母乳など）に多く含まれる．

②　二糖類（少糖類）

2個以上10個以下程度（厳密には決められていない）の単糖がグリコシド結合した糖を，一般的に少糖類（オリゴ糖）といい，食品には**二糖類**が多く存在している

③　多糖類

多糖類は一般的には10個以上の単糖が結合したものである．デンプンは植物におけるエネルギー貯蔵状態であり，米などの穀類やいも類に含まれている．グリコーゲンは多数のグルコースが結合した多糖類である．動物の筋肉や肝臓に多く含まれているので動物デンプンとも呼ばれる．ヒトの体内ではグリコーゲンなどの糖類は加水分解されて最終的にはグルコースになるが，血液中ではエネルギー源としてのグルコースは一定に保たれるので，余分な糖類はグリコーゲンとして体内（肝臓や筋肉など）で一時的に貯蔵される仕組みをもっている．

(2)　素早くエネルギーとなる糖質

図 3-1 は水分を除く食事組成としての一般的な栄養素の構成比と，成人男性における身体組成としての栄養素の構成比を示している．糖質は，食事組成で約60％を占めているが，身体組成としては，わずか1％程度でしかない．このことは，糖質は毎日の食事では多く摂取しているものの日々消費されていることを示しており，効率の良いエネルギー源として利用される．糖質は1gあたり約4kcalのエネルギー量を産出する．

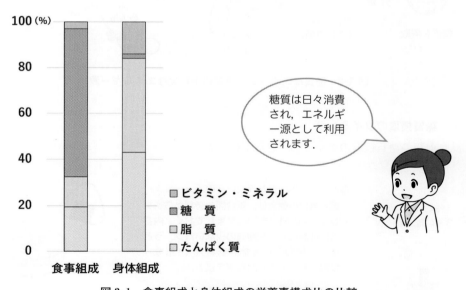

図 3-1　食事組成と身体組成の栄養素構成比の比較

　「日本人の食事摂取基準2020年版)」では炭水化物としての目標量は，1日の総エネルギー必要量に対して50〜65％とされている．体内に吸収される大部分はグルコースであり，腸管から門脈を経て肝臓に運ばれ，一部は肝臓でグリコーゲンに合成されるが，残りはそのまま血液中に放出される．筋肉などの組織は血液中のグルコースを摂り込み，グリコーゲンに合成して貯蔵する．糖質はスポーツ・運動に不可欠なエネルギー源であり，運動強度が強くなればなるほど運動中のエネルギー源として糖質の使われる比率は高くなる．

（3）糖質摂取と運動パフォーマンス

　摂取された糖質はグリコーゲンとして肝臓や筋に貯蔵され，血糖値の維持や，運動時のエネルギー源として重要な役割を果たす（図3-2）．そのため，筋グリコーゲン貯蔵量が十分に回復，あるいは通常以上に貯蔵した状態で試合やトレーニングに臨むことが望ましいと考えられている．2010年に発表された国際オリンピック委員会（IOC）のスポーツ栄養に関する合意声明では，消費された筋グリコーゲンを補うため，トレーニング強度に応じて5〜12 g/kg/日の糖質を摂取することが推奨されている．また，運動中の糖質摂取は疲労の開始時間を遅延させ，運動後に生じる筋たんぱく質分解の抑制と筋グリコーゲンの再合成を促す．

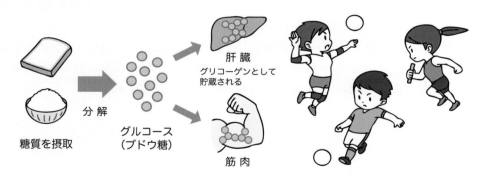

肝臓
グリコーゲンとして
貯蔵される

糖質を摂取　分解　グルコース（ブドウ糖）　筋肉

図3-2　糖質はスポーツ・運動に不可欠なエネルギー源

①　糖質摂取のタイミング
試合前後の糖質摂取のタイミングを以下に示す．

試合前
3〜4時間前

●糖質中心に脂質が少ない食事
　試合当日の朝食は，試合開始時刻から逆算し3〜4時間前までにすませておく．内容的にはおにぎりや脂肪の少ないパン，うどんなど麺類といった高糖質食（9章9.1参照）を中心とした食事を摂る．

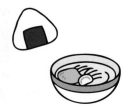

補　食
2時間前

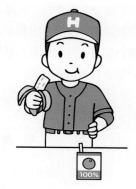

●糖質中心の軽食
試合開始が午後または昼食時間にさしかかる場合には，試合の2〜3時間前におにぎり，脂肪の少ないパン，カステラなどの軽食を摂ってもよい．

補　食
1時間〜30分前

●吸収が早いものを少量
さらにもう少し食べられる余裕があれば，試合開始1時間前に100％オレンジジュースやバナナなどを補給し，血糖値を高めておくとよい．また，試合前に200〜250 mL程度の水分（スポーツドリンク）を補給する．ただし，糖分を多く含んでいる清涼飲料水などの多量摂取は控える．

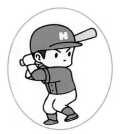

試合間

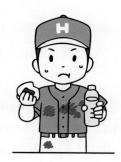

●最初の試合終了後に糖質を摂取
1日のうち試合が複数ある場合には，最初の試合終了後に速やかに糖質を含む食品や料理を摂取することにより，筋グリコーゲンの回復を早める効果があることが知られている．摂取する糖質は，おにぎりやパンなどの固形物でもゼリータイプや液体のものでも，摂取する食品の形状によるグリコーゲンの回復効果には差はないことが明らかになっている．なるべく早いタイミングで水分補給とともに糖質摂取を心がける．

補　食
練習・試合直後

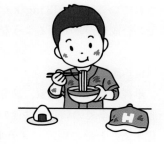

トレーニングや試合で枯渇した筋肉のグリコーゲンをいち早く回復させることが重要になる．そのためには，練習・試合後はできるだけ早く食事をして糖質を補給する必要がある．

●グリコーゲン回復のためになるべく早く補食を
運動後，すばやく（4時間以内）筋肉グリコーゲンの貯蔵量を回復させるための糖質摂取の目安量は，1〜1.2 g/kg体重/時間と報告されている．そのため移動に時間のかかる場合には，あらかじめ軽食や補食を準備しておき，移動前あるいは移動中に摂取するとよい．また，24時間以内に体重あたりで摂取した糖質量が多いほどグリコーゲンの回復が早いことが明らかになっている．

2）脂　質

　脂質は，生体内で代謝される成分の中で，水に溶けず，エーテルやクロロホルムなどの有機溶媒に溶ける物質をいう．脂質は，化学構造の違いによって，**単純脂質**（中性脂肪），**複合脂質**（リン脂質，糖脂質，リポたんぱく質），**誘導脂質**（ステロール類）の3種類に分類される（表3-2）．

表3-2　脂質の分類

分　類	種　類	特　徴	多く含む食品
単純脂質	中性脂肪	食品中に最も多く含まれる．エネルギー源．過剰になると体脂肪として蓄積．	食用油
複合脂質	リン脂質	細胞膜や血液中でリポたんぱく質の膜を構成．	卵黄
	糖脂質	脳，神経組織に広く分布．細胞膜を構成．	
誘導脂質	脂肪酸	多くの脂質に共通の構成成分．	バター，食用油，しいたけ，あさり，かき，卵，えび，いか
	コレステロール	性ホルモンや副腎皮質ホルモン，胆汁酸，ビタミンDの合成材料	
	脂溶性ビタミン	ビタミンA・D・E・K	

　単純脂質の大部分は中性脂肪であり，脂質代謝やエネルギー産生にとても重要である．一般に「脂肪」と呼ばれているもので，食物中の脂質の9割以上を占めている．複合脂質は細胞膜や脳・神経組織を構成する身体組成成分である．誘導脂質はステロール類，**脂溶性ビタミン**（ビタミンA・D・E・K）が分類される．**コレステロール**は性ホルモンや副腎皮質ホルモン，胆汁酸，ビタミンDの合成材料であり，必要量の約8割が体内で合成されている（12～13 mg/kg/日）．食事から摂取するコレステロールが多い場合は，肝臓での合成量が減少するようなコントロールが働く．

（1）脂肪酸の種類

　単純脂質，複合脂質，誘導脂質などの脂質を構成している重要な要素が脂肪酸である．脂肪酸は多くの脂質に共通の構成成分であり，直鎖（まっすぐに連なる）した複数の（炭化水素）とその両端にメチル基（$-CH_3$），カルボキシル基（$-COOH$）が結合した物質である．

　脂肪酸は炭化水素2つを1つの単位として合成されているため脂肪酸の炭化水素の数は偶数個になる．炭化水素の数が6以下のものを**短鎖脂肪酸**，8～12のものを**中鎖脂肪酸**，14以上のものを**長鎖脂肪酸**という．二重結合がないものを**飽和脂肪酸**，また，二重結合があるものを**不飽和脂肪酸**といい，そのうち，二重結合が1つのものを**一価不飽和脂肪酸**，二重結合が2つ以上のものを**多価不飽和脂肪酸**という．さらに多価不飽和脂肪酸は，二重結合の部分が炭化水素鎖のメチル基（$-CH_3$）末端から何番目にあるかによって分類

され，3番目にあるものを **n-3系脂肪酸**（オメガ3脂肪酸），6番目にあるものを **n-6系脂肪酸**（オメガ6脂肪酸）という．炭化水素鎖の長さや，二重結合の有無の違いにより，多くの種類の脂肪酸があり，どんな脂肪酸が含まれているのかによって，その脂質の性質も変わる（表3-3）．

表3-3 脂肪酸の種類

(＊必須脂肪酸)

分 類			主な脂肪酸	特 徴	多く含む食品
飽和脂肪酸	短 鎖		酪 酸	主にエネルギー源となる，高LDLコレステロール血症・心筋梗塞のリスク要因．	バター
	中 鎖		ラウリン酸		ヤシ油 ココナッツ油
	長 鎖		ミリスチン酸		ヤシ油 パーム油
			パルミチン酸		バター 牛脂・豚脂
			ステアリン酸		牛脂・豚脂
不飽和脂肪酸	一価	n-9系列	オレイン酸	循環器疾患の予防．	オリーブ油
	多価	n-6系列	リノール酸＊	生体内では，n-6系脂肪酸をアセチルCoAから合成することができない．	植物油
			Γ-リノレン酸		母 乳
			アラキドン酸＊		レバー 卵 白
		n-3系列	α-リノレン酸＊	生体内で合成できず欠乏すれば皮膚炎など発症．中性脂肪を下げる効果．	シソ油 エゴマ油
			エイコサペンタエン酸（EPA）	抗血栓作用 酸化されやすい	魚 油
			ドコサヘキサエン酸（DHA）	抗血栓作用 酸化されやすい	魚 油

パルミチン酸やステアリン酸は飽和脂肪酸であり常温で固体であり，バター，牛脂，豚脂に多く含まれる．オレイン酸は，二重結合を1個有する1価不飽和脂肪酸であり，オリーブ油に多く含まれる．多価不飽和脂肪酸の中でも，n-6系脂肪酸にはリノール酸，アラキドン酸等がある．n-3系脂肪酸には，**α-リノレン酸，エイコサペンタエン酸（EPA），ドコサヘキサエン酸（DHA）**等がある．多価不飽和脂肪酸は非常に酸化されやすいため，酸化を防ぐビタミンEやビタミンC，およびカロテン，その他の抗酸化物質を同時に摂取するとよい．脂肪酸のうち食物から摂る必要があるもの（リノール酸，アラキドン酸，α-リノレン酸）を**必須脂肪酸**という．

また，長鎖脂肪酸はリンパ管・静脈を通って脂肪細胞，筋肉，肝臓に運ばれ分解や貯蔵されるのに対して，中鎖脂肪酸は肝臓へ通じる門脈を経て，直接肝臓に運ばれ，効率よく分解される．

(2) コンパクトなエネルギー源である脂質

　脂質の中で，おもにエネルギー源となるのは，**中性脂肪（トリアシルグリセロール）**である．トリアシルグリセロールは体内で加水分解されて，3個の脂肪酸と1個のグリセロールになる．グリセロールは糖新生により解糖系に入り，脂肪酸はβ酸化を経てクエン酸回路，電子伝達系，酸化的リン酸化により大量のアデノシン三リン酸（ATP）を産生する．

　β酸化は肝臓，筋肉，腎臓などのミトコンドリアで進む反応であり，ビタミンB_2，ナイアシン，パントテン酸などのビタミンB群が補酵素として関与している．糖質が1gあたり約4 kcalのエネルギー量を産出するのに対して，脂肪1gあたり約9 kcalのエネルギー量を産出するコンパクトなエネルギー源である（図3-3）．

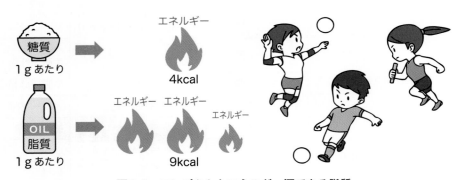

図3-3　コンパクトなエネルギー源である脂質

(3) 脂質摂取と運動パフォーマンス

　スポーツには，瞬発力，持久力，混合型などタイプの違った競技種目があり，競技によってエネルギー必要量や利用されるエネルギー源の割合が異なる．運動によってアドレナリン（6章6.1参照）が分泌されると，脂肪の分解が促進されて筋肉への脂肪酸の供給が増大する．運動強度が60％程度までの運動では，脂肪と糖質が約半々に利用されている．また，同じ種目でも団体競技ではポジションにより異なる場合もある．

① 脂質摂取のタイミング

　脂肪は，エネルギーが豊富で，糖質に比べ，消化吸収速度が遅いので摂取タイミングが重要である．朝食は1日のエネルギー源として重要な役割を果たしているので，卵やバターなどの脂質を含む食材食品も食事に摂りいれる．逆に摂りすぎると体脂肪の蓄積をきたし，競技能力を低下させる原因となる．したがって，夕食や夜食では，低脂肪の食材を選ぶようにする．肉類や魚類などはその種や部位によって脂質の含量が違うので注意して食材を選ぶ（図3-4）．なお，牛乳，乳製品に含まれる中鎖脂肪酸は，消化吸収が速く，直接肝臓に運ばれ素早く分解されてエネルギーとなる．

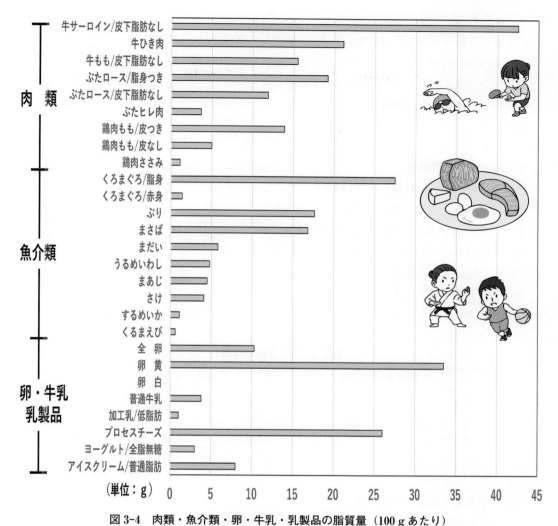

図3-4 肉類・魚介類・卵・牛乳・乳製品の脂質量（100 g あたり）

（資料：文部科学省「日本食品標準成分表 2015 年版（七訂）追補」，2018 年より）

　運動パフォーマンスの向上のためには，アスリート個人の身体づくりや体調管理，およびトレーニングや試合のスケジュールに合わせた食事管理が必要である．脂質摂取量の基準としては，「日本人の食事摂取基準（2020 年版）」では，目標量として脂質の総エネルギー摂取量に占める割合（脂肪エネルギー比率，％エネルギー）が示されている．脂肪エネルギー比率は，男女共に1歳以上20％以上30％未満である．

　IOC では，脂質は脂質エネルギー比にして25〜30％を目安とされており，運動種目や各個人の体重，身体組成を指標にしながら減量や増量などの目的に合わせて調整する．

3）たんぱく質

　たんぱく質は多数のアミノ酸がペプチド結合して構成されている高分子化合物である.

　ヒトの体の約60％は水分であるが，15〜20％はたんぱく質でできている．これは，水分を除いた重量の約半分をたんぱく質が占めることになる．このたんぱく質によって筋肉や臓器，肌，髪，爪，体内のホルモンや酵素，免疫物質等がつくられ，さまざまな機能を果たしている.

（1）アミノ酸の種類

　アミノ酸とは，一般的には，1分子の中にアミノ基（$-NH_2$）とカルボキシル基（$-COOH$）をもつ化合物の総称である（図3-5）．生体のアミノ酸は20種類あり（表3-4），アミノ酸が2個以上結合したものをペプチド，一般に10個程度以下のものをオリゴペプチド，それ以上のものをポリペプチドという.

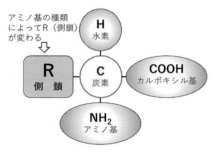

図3-5　アミノ酸の構造

表3-4　アミノ酸の種類

不可欠アミノ酸		可欠アミノ酸	
バリン	ヒスチジン	アラニン	システイン
ロイシン	トレオニン	グルタミン	プロリン
イソロイシン	リシン	グルタミン酸	グリシン
メチオニン		アルギニン	セリン
フェニルアラニン		アスパラギン酸	チロシン
トリプトファン		アスパラギン	

①　不可欠（必須）アミノ酸

　アミノ酸のうち，体内で合成されない，または，合成されてもそれが必要量に達していないために，必ず食物から摂取しなくてはならないものを不可欠アミノ酸という．不可欠アミノ酸はバリン，ロイシン，イソロイシン，リシン（リジン），トレオニン（スレオニン），メチオニン，フェニルアラニン，トリプトファン，ヒスチジンの9種類である（図3-6）.

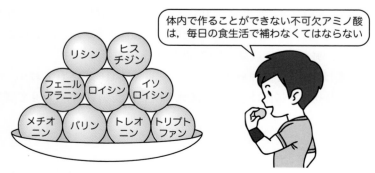

図3-6　不可欠アミノ酸

② 糖原性アミノ酸とケト原性アミノ酸

エネルギー不足（減量時）などでは，筋肉などを構成するたんぱく質を分解してアミノ酸をつくり，それをさらに糖（グルコース）に変えてエネルギー源として利用する．グルコースは脳や，ミトコンドリアをもたない赤血球でのエネルギー源として非常に重要である．

糖が体内で枯渇してしまった場合は，糖質以外の物質から新たな糖（グルコース）を生成する（糖新生）．その糖新生に利用されるのが，たんぱく質を分解して得られる**糖原性アミノ酸**（ロイシン，リシン以外のアミノ酸）である．**ケト原性アミノ酸**（ロイシン，リシン，イソロイシン，フェニルアラニン，チロシン，トリプトファン）はケトン体になることで，脳やその他の細胞の緊急時のエネルギー源として有効活用される（図3-7）．たんぱく質は1gあたり4kcalのエネルギーを産出する．

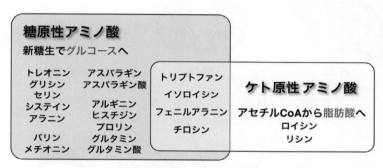

図3-7 糖原性アミノ酸とケト原性アミノ酸

③ 分枝（分岐鎖）アミノ酸

運動によって筋たんぱく質の分解は亢進し，運動後に合成能が高まる．筋肉は強い刺激によって破壊されるが，運動後に筋たんぱく質の合成に必要な栄養素を補給すると，筋肉を修復増強することができる．

アミノ酸の中でも，特にスポーツの分野で注目されているのが，不可欠アミノ酸である，**分枝アミノ酸**（BCAA）と総称されているバリン，ロイシン，イソロイシンである．BCAAは筋肉を構成している不可欠アミノ酸のおよそ4割近くを占め，たんぱく質の合成を促進し，分解を抑制するなどの機能をもっている．

運動時にエネルギー源としても利用され，これらの機能により，筋肉の損傷を抑え，筋肉疲労や筋肉痛の軽減に貢献することが知られている．

《コラム・こらむ・column》

糖新生は筋肉では行われない！

　糖新生とは，糖質以外の物質からグルコースを合成する経路です．運動が続き，体内で糖質が不足すると，たんぱく質分解によるアミノ酸，脂質分解によるグリセロール，筋肉でつくられた乳酸などで，グルコースが合成され，脳と筋肉のために必要な血中グルコース濃度が維持されます．糖新生が行なわれる場所は，主に「肝臓」，そして「腎臓」です．

　筋肉で糖新生が行われない理由は，糖新生の最終段階の酵素（グルコース-6-ホスファターゼ）が肝臓と腎臓にしかないからです．糖質制限等でエネルギー不足になると，筋肉を壊してグルコースをつくるというメカニズムが強力に働き，筋力低下につながる恐れがあります．

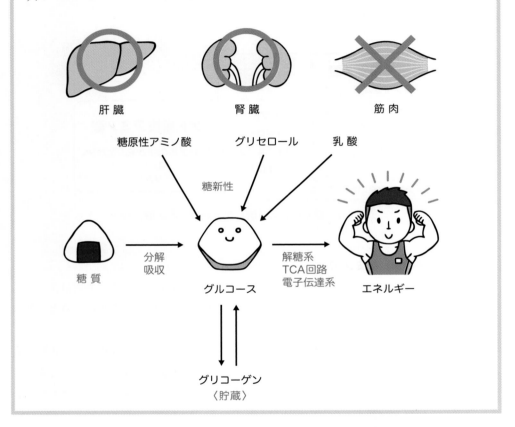

(2) 身体づくりに必要なたんぱく質

　たんぱく質はエネルギー源としてよりも，運動のための身体づくりに必要な栄養素である．身体を構成するたんぱく質（体たんぱく質）は絶えず合成と分解が繰り返されており，日々つくり替えられている（図3-8）.

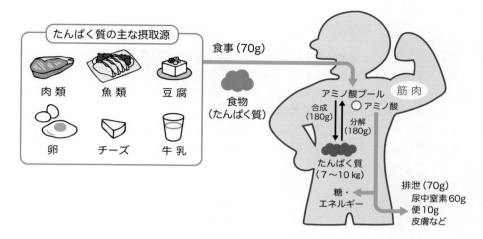

図 3-8 体づくりに必要なたんぱく質

　ヒトはアミノ酸からつくられたたんぱく質を分解してアミノ酸プールにためて，その後に再利用する．たとえば，体重 70 kg の成人は 1 日約 180 g のたんぱく質を合成し，同量の約 180 g を分解して平衡を保っている．食事で得るたんぱく質より体の中で新たにつくられるたんぱく質の方が約 2.5 倍も多い．しかし，たんぱく質構成するアミノ酸のうち不可欠アミノ酸のいずれか 1 つが欠けていても体たんぱく質は合成できない．したがって，毎日食事から適量のたんぱく質を摂取する必要がある．必要量に対して不足すると，筋肉量の低下だけではなく，免疫機能が低下して抵抗力が弱くなり，健康にも支障をきたすようになる．

　消化の過程で分解され体内に摂り込まれたアミノ酸が，効率よくたんぱく質に合成される割合が高いほど，質の良いたんぱく質と考えられる．食品のたんぱく質の評価には，アミノ酸スコアが使われる（表 3-5）．

表 3-5 主な食品のアミノ酸スコア

食品	アミノ酸スコア	食品	アミノ酸スコア	食品	アミノ酸スコア
鶏卵	100	あさり（生）	100	そば（生）	84
牛乳	100	だいず	100	メロン（生）	63
豚肉（ロース）	100	精白米	93	食パン	51
さけ（生）	100	トマト（生）	85	小麦粉（強力粉）	49

（資料：石井克枝監修，「新カラーチャート食品成分表」，教育図書，2016 より抜粋）

《コラム・こらむ・column》

良質のたんぱく質＝アミノ酸スコア100

　アミノ酸スコアは，食品に含まれる不可欠アミノ酸の量が，体内でたんぱく質に合成されるときの理想のアミノ酸組成をどれくらい満たしているかで算出します．アミノ酸スコアは100に近いほど，たんぱく質の栄養価は高く，体内でたんぱく質が有効利用される質の高い，いわゆる「良質のたんぱく質」であるといえます．

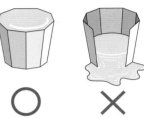

　アミノ酸スコアは，9種類の不可欠アミノ酸のうち，一番含有量が少ない不可欠アミノ酸レベルに制限されます．このアミノ酸を第一制限アミノ酸といいます．

　例えば右図のように何枚かの板を組み合わせてつくった桶の1枚でも長さが不足しているとそこから水がこぼれて，他の長い板まで水を貯えることができません．

アミノ酸も同様に，食品中のたんぱく質に含まれる不可欠アミノ酸の中に少ない不可欠アミノ酸があると，アミノ酸スコアは1番少ない不可欠アミノ酸に合わせて低くなり，体たんぱく質を十分に合成できないことになります．ですから，アミノ酸スコア100の鶏卵，牛乳，肉，魚，だいずなどは不可欠アミノ酸のバランスのとれた良質のたんぱく質であると言えます．

　また，アミノ酸スコアが低い食品であっても，不足しているアミノ酸を補えるようなたんぱく質と一緒に摂ると，不足分が補われます．たとえば，精白米はリシンが不足していますが，鶏卵や魚などリジンの豊富な動物性食品などと一緒に摂ることで，アミノ酸スコアを改善することができます．

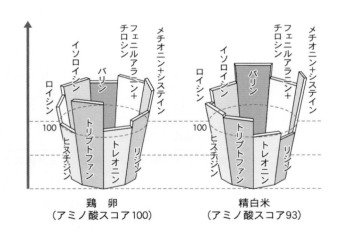

鶏卵
（アミノ酸スコア100）　　　精白米
（アミノ酸スコア93）

（3）たんぱく質摂取と運動パフォーマンス

① たんぱく質の摂取タイミング

　たんぱく質は摂取タイミングが重要であり，理想的な摂取タイミングは運動直後である．運動直後は体たんぱく質の分解が高まるが，それ以上に合成が活発となり筋肉へのアミノ酸の摂り込みが多くなる．また，筋たんぱく質や骨づくりは成長ホルモン（6章6.1

参照）によって促進される．筋肉の構成に関与する成長ホルモンは，強度の高い筋肉運動時と睡眠初期の深いノンレム睡眠時に分泌が亢進する（図3-9）．

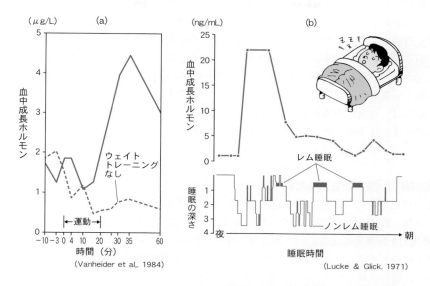

図3-9　ウエイトトレーニング（a）と睡眠（b）の成長ホルモンの分泌

（資料：鈴木正成，「スポーツの栄養・食事学」，同文書院，1989より）

　よって，1日の終わりに食べる夕食は，運動によって損傷した筋肉の修復と疲労回復，また，翌日から活動するエネルギー補給の役割がある．したがって，運動直後の食事では，たんぱく質の豊富な食事をとり，その後の十分な睡眠を組み合わせることで，運動で損傷した筋肉をすみやかに修復し，筋たんぱく質に合成を促すことができる（図3-10）．

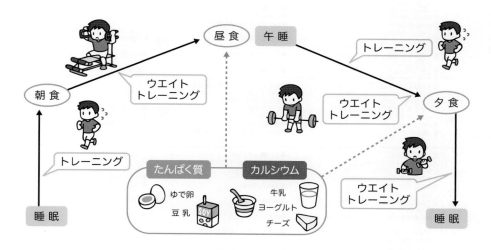

図3-10　筋肉づくりの効果的な食べ方

《コラム・こらむ・column》

献立作成はエネルギー産生栄養素のバランスが決め手

運動パフォーマンスの向上のためには，アスリート個人の身体づくりや体調管理，およびトレーニングや試合のスケジュールに合わせた食事管理が必要です．特に，糖質・脂質・たんぱく質の摂取バランスは，エネルギーを産生する栄養素および，これらの栄養素の構成成分である各種栄養素の摂取不足を回避するためにも重要になってきます．糖質・たんぱく質が1gあたり約4kcalのエネルギー量を産出するのに対して，脂肪1gあたり約9kcalのエネルギー量を産出するコンパクトなエネルギー源です．

IOCでは，脂質は脂質エネルギー比にして25～30％を目安とされており，運動種目や各個人の体重，身体組成を指標にしながら減量や増量などの目的に合わせて調整するとよいでしょう．

A 基礎体力・持久力を高めたい 基礎体力・持久力を高めたい場合は糖質・脂質・たんぱく質をそれぞれしっかりと摂る必要があります．脂肪エネルギー比率は30ぐらいを目安に，穀類，脂質を含む肉類，魚類，乳製品等を中心に献立を作成します．

B 持久力・瞬発力を高めたい 持久力と瞬発力を高めたい場合は，糖質やたんぱく質の摂取量を維持しながら，脂質の量を脂肪エネルギー比率20程度まで減らす工夫が必要です．しかし，脂質を減らすと，エネルギーも一緒に減少するため，脂質でのエネルギー減少分を補うため，糖質（穀類・いも類）の摂取量を増やす必要があります．

C ウエイトコントロール（減量） ウエイトコントロール（減量）をしたい場合は，エネルギー，脂質とも摂取量を減少させる必要があります．ただし，糖質・たんぱく質は練習量に応じた量を摂取することが望ましいので，ささみや豆腐などの高たんぱく質，低脂肪の食材を献立に取り入れましょう．

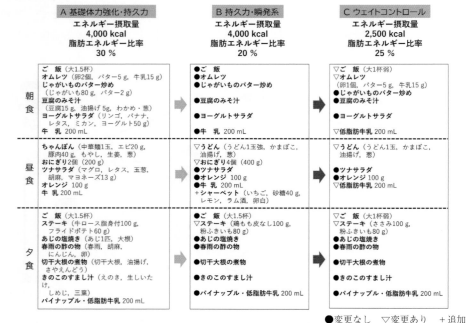

エネルギー摂取量・脂肪エネルギー比率別の献立展開例

4）スポーツとビタミン

　ビタミンは現在 13 種類が知られており，そのほとんどは体内で合成されないか，必要量に満たないため，食物から摂取しなければならず，欠乏するとそのビタミン特有の欠乏症を引き起こす（表3-6）.

表 3-6　ビタミンの種類

水溶性ビタミン	ビタミンB群	ビタミン B$_1$	脂溶性ビタミン	ビタミン A
		ビタミン B$_2$		ビタミン D
		ビタミン B$_6$		ビタミン E
		ナイアシン（ニコチン酸）		ビタミン K
		パントテン酸		
		葉　酸		
		ビタミン B$_{12}$		
		ビオチン		
	ビタミン C			

　ビタミンには油脂に溶ける**脂溶性ビタミン**（A, D, E, K）と**水溶性ビタミン**（B群，C）があり，不足すると肉体的・精神的疲労を感じ，免疫力低下にもつながる．運動時には特に水溶性ビタミンの働きが重要であり，ビタミンB群は，エネルギー産生栄養素の補酵素として働くため，欠かせない栄養素である．ビタミンCは，抗酸化作用や鉄の吸収を高め，靭帯・腱の主要たんぱく質であるコラーゲン合成に関与している．種目によって異なるが，アスリートは日々のエネルギー消費量が多く，そのためビタミンB群の消耗も多くなる．また，水に溶けやすく，汗や尿中に失いやすいことから，アスリートでは毎回の食事によって積極的な摂取を心がける必要がある．

　ビタミンは人体に必要とされる基本的な栄養素の1つであるが，他の栄養素と異なり，エネルギー源や身体の構成成分とならない有機化合物である．これらは微量で効果を発揮し，生体内におけるあらゆる物質代謝を円滑に進行させ，正常な成長や生命活動を維持するために必要である（図3-11）.

（1）エネルギー産生とビタミン

　運動によりエネルギー消費量が増加している場合，代謝酵素反応における補酵素としての役割がある栄養素の摂取が重要である．図3-12に示すように，エネルギー代謝過程においてビタミンB群が深く関与しており，日々のエネルギー消費が大きいアスリートでは，ビタミンB群の消耗も激しいことが考えられる．

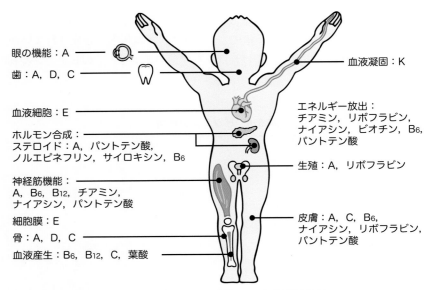

眼の機能：A

歯：A，D，C

血液細胞：E

ホルモン合成：
ステロイド：A，パントテン酸，
ノルエピネフリン，サイロキシン，B6

神経筋機能：
A，B6，B12，チアミン，
ナイアシン，パントテン酸

細胞膜：E

骨：A，D，C

血液産生：B6，B12，C，葉酸

血液凝固：K

エネルギー放出：
チアミン，リボフラビン，
ナイアシン，ビオチン，B6，
パントテン酸

生殖：A，リボフラビン

皮膚：A，C，B6，
ナイアシン，リボフラビン，
パントテン酸

図3-11　ビタミンの体内での生物学的作用

(資料：W.D. マッカードル，F.I. カッチ／ V.L. カッチ著，井川正治，中屋豊監訳
「カラー　スポーツ・運動栄養学大事典」，西村書店，2019 より作図)

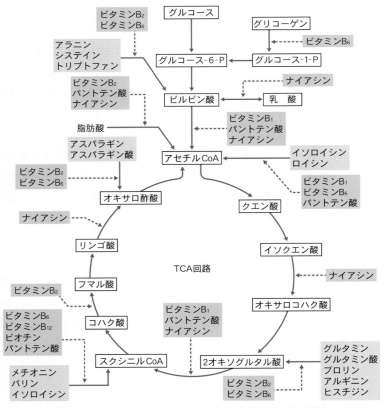

図3-12　エネルギー産生におけるビタミン B 群の関与

(資料：樋口満著「新版　コンディショニングのスポーツ栄養学」，市村出版，2013 より)

また，汗や尿からの排泄も多く，失われやすい栄養素であることから表 3-7 に示した食品などから積極的な摂取が望まれる．

表 3-7 エネルギー代謝に関係するビタミン群

ビタミン名（化学名）	食事摂取基準量	所　在
ビタミン B_1（チアミン）	0.54 mg/1,000 kcal（推奨量）	胚芽，ごま，落花生，のり，酵母，レバーなど
ビタミン B_2（リボフラビン）	0.60 mg/1,000 kcal（推奨量）	レバー，牛乳，卵，肉類，魚類，胚芽，アーモンド，酵母，のり，干しシイタケなど
ナイアシン（ニコチン酸）	5.8 mg NE/1,000 kcal（推奨量）	鰹節，魚類，干しシイタケ，落花生，鮭，大豆粉，卵など
パントテン酸	5 mg/日（男性：16〜49 歳）6 mg/日（男性：50 歳以降）5 mg/日（女性：15 歳以降）	レバー，そら豆，脱脂粉乳，落花生，鮭，大豆粉，卵など
ビオチン	50 μg/日（目安量）	レバー，大豆，落花生など

（資料：石井克枝監修，「新カラーチャート食品成分表」，教育図書，2016 より抜粋）

運動時には特に糖質をエネルギーとした代謝を円滑にする必要があるが，例えばビタミン B_1 の摂取不足は最大酸素摂取量の低下に影響をおよぼすことが分かっている．近年，アスリートの脚気が問題視されているが，特にジュニアアスリートの中で菓子類や清涼飲料水を好む場合，激しい運動を行うことでビタミン B_1 の欠乏が現れやすいことから，食生活が大きく影響している．

① ビタミン B_1（チアミン）

【働　き】 糖質からのエネルギー産生過程であるピルビン酸からアセチル CoA への変換および TCA サイクルにおける酸化的脱炭酸に必要．体内含有量の約 50 ％は筋内に存在している．

【運動時との関係，欠乏の理由等】 糖質代謝が亢進しているときや糖質の摂取量が多くなると欠乏が考えられ，エネルギーの不完全燃焼を起こす．

【供給源】 胚芽米，豚肉，大豆製品など．

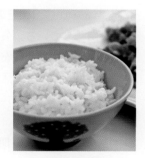

胚芽米ご飯

② ビタミン B_2（リボフラビン）

【働　き】 ミトコンドリアでのエネルギー代謝に関与する．脂質・糖質代謝の両方に関係する．

【運動時との関係，欠乏の理由等】 運動量が増加していると必要量も増加する．脂質摂取量が多い場合や脂質代謝

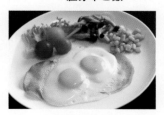

ハムエッグ

が亢進していると必要量が増す．不足するとエネルギーの不完全燃焼を起こす．

【供給源】　レバー，牛乳，卵，魚介類，胚芽米など．

③　ナイアシン

【働　き】　エネルギー代謝（酸化還元反応）に関係している．糖質・たんぱく質代謝，脂質合成などにも関与する．

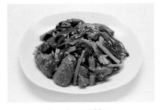

【運動時との関係，欠乏の理由等】　アスリートの持久性能力に重要な役割．運動量が増加すると必要量も増加するがナイアシンはトリプトファンからも合成されるので，あまり欠乏症は見られない（魚・肉に含まれ，たんぱく質食品が十分であれば）．上限量が定められている水溶性ビタミン．

レバニラ炒め

【供給源】　レバー，肉類，緑黄色野菜など．

④　パントテン酸

【働　き】　アセチルCoAやアシルCoAの構成成分で糖質・脂質代謝におけるTCAサイクルの中間基質となる．

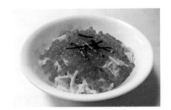

【運動時との関係，欠乏の理由等】　脂肪酸代謝，コレステロール代謝，アミノ酸代謝に関係している．欠乏症はまれである（たんぱく質食品を中心に含まれる）．

いくら丼

【供給源】　レバー，肉類，魚介類，牛乳など．

⑤　ビオチン

【働　き】　糖質・たんぱく質・脂質代謝に関係する．主として二酸化炭素生成の補酵素である．

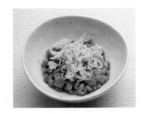

【運動時との関係，欠乏の理由等】　糖質・たんぱく質・脂質代謝に関係している．欠乏症はほとんどみられない．また，運動との関連はみられない．

しらす納豆

【供給源】　レバー，大豆製品など．

(2) 身体づくりとビタミン

　エネルギー代謝にも関わるビタミンB_6やビタミンB_{12}は，葉酸とともに主にたんぱく質代謝や核酸の合成などに関与している．また，水溶性の抗酸化物質として知られるビタミンCも身体づくりにおいて重要な役割をはたしていることから，アスリートでは重要なビタミンである（表3-6）．

表 3-8 身体づくりとコンディショニングに関連するビタミン

ビタミン名 （化学名）	食事摂取基準量 （18〜29 歳）	所 在	耐容上限量 （18〜29 歳）	過剰症
ビタミン B6 （ピリドキシン，ピリドキサール，ピリドキサミン）	男性：1.4 mg/日 女性：1.1 mg/日 （推奨量）	かつお，まぐろ，鮭，さんま，鯖，いわし，牛レバー，鶏肉，バナナ，さつまいもなど	男性：55 mg/日 女性：45 mg/日	感覚神経障害
ビタミン B12 （コバラミン）	2.4 µg/日 （推奨量）	レバー，牡蠣，さんま，あさり，ニシンなどの魚介類など	なし	
葉 酸 （プテロイルグルタミン酸）	240 µg/日	レバー，菜の花，枝豆，からし豆，とうもろこしなどの野菜全般，果物類など	900 µg/日	神経障害
ビタミン C （アスコルビン酸）	100 mg/日 （推奨量）	いちご，みかん，キウイなどの果物，菜の花，ブロッコリー，かぼちゃ，ほうれん草，じゃがいもなど	なし	
ビタミン A （レチノール）	男性： 850 µg RAE/日 女性： 650 µg RAE/日 （推奨量）	レバー，うなぎ，魚類の肝，銀だら，モロヘイヤ，かぼちゃ，にんじんなど	2,700 µg RAE/日	頭痛，皮膚落屑，脱毛，肝障害，骨密度減少，胎児の奇形
ビタミン D （カルシフェロール）	8.5 µg/日 （目安量）	くろかじき，鮭などの魚類全般，きくらげ，干しシイタケ，卵など	100 µg/日	高カルシウム血症，腎障害，軟組織の石灰化
ビタミン K （フィロキノン）	150 µg （目安量）	あしたば，つるむらさき，ほうれん草，小松菜，春菊，納豆，わかめなど	なし	

（資料：厚生労働省「日本人の食事摂取基準（2020 年版）」より作成）

① ビタミン B6（ピリドキシン，ピリドキサール，ピリドキサミン）

【働 き】 たんぱく質およびアミノ酸代謝に不可欠であり，体内に存在する約 8 割は筋肉にあり，筋グリコーゲンからのエネルギー産生に関与する．

【運動時との関係，欠乏の理由等】 食物性・動物性食品の両方に含まれ，腸内細菌によっても合成されることから，不足しにくいと考えられるが，筋肉量の維持・増加

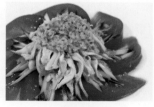

棒棒鶏

を目標とするアスリートにとっては重要である．アミノ基転移反応やアミノ酸脱炭酸反応の補酵素であるため，たんぱく質を多く代謝するほど消耗される．したがって，筋肥大を伴うような高強度のトレーニングを行っているアスリートでは，多くする必要があり，摂取不足は競技能力に影響を与える可能性がある．

【供給源】 魚介類，鶏肉，バナナなど．

②　ビタミンB12（コバラミン）

【働　き】　核酸の合成，アミノ酸・糖質代謝の補酵素として関与している．

【運動時との関係，欠乏の理由等】　欠乏によりデオキシリボ核酸（DNA）合成が抑制され，核分裂が抑制されることから悪性貧血を生じる．

【供給源】　魚介類などの動物性たんぱく質．

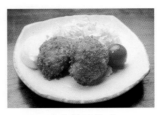

ホタテフライ

③　葉酸（プテロイルグルタミン酸）

【働　き】　胎児における神経障害などの発症リスクに関与している．

【運動時との関係，欠乏の理由等】　欠乏することで巨赤芽球性貧血を発症するが，競技力との直接的な関係性については明らかではない．

【供給源】　野菜全般，果物類など．

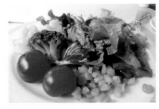

野菜サラダ

④　ビタミンC（アスコルビン酸）

【働　き】　水溶性で強い還元作用をもつ抗酸化物質である．また，細胞同士をつなぐ結合組織のコラーゲンたんぱく質の合成に関与し，その際，還元作用がプロリンのヒドロキシ化反応に関わっている．生体内では主に水溶性成分の抗酸化作用に関与するが，ビタミンEを還元し，再生させる働きもある．

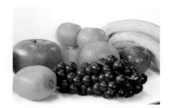

果　物

【運動時との関係，欠乏の理由等】　腱や靭帯を丈夫にし，肉離れなどのケガを予防し，身体づくりに必要である．

【供給源】　イチゴやキウイ，かんきつ類などの果物類，ピーマン，ブロッコリー，イモ類など．

（3）脂溶性ビタミンと骨代謝

　競技を行っていくうえで，骨の強化は重要である．アスリートで多い外傷に骨折，断裂などが挙げられるが，その予防のためにも骨や靭帯を強くする必要がある．骨形成に関与するビタミンとして，ビタミンDは小腸でのカルシウム吸収と骨形成を促進し，ビタミンKは骨に存在するたんぱく質であるオステオカルシンの活性化に関与する（図3-13）．

　低骨密度である女性アスリートへのビタミンK投与が骨代謝を改善させることが報告されており，積極的な摂取が有効であると考えられている．ビタミンDでは，過剰摂取により高カルシウム血症，腎障害などが起こることから注意が必要である．

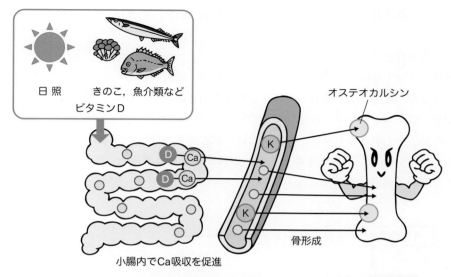

日照 きのこ，魚介類など
ビタミンD

オステオカルシン

K

D Ca

D Ca

K

骨形成

小腸内でCa吸収を促進

図 3-13 骨形成に関連するビタミン

① ビタミン D（カルシフェロール）

【働 き】 ビタミン D_2（エルゴカルシフェロール），ビタ
ミン D_3（コレカルシフェロール）に分類され，食品で
は前者はキノコ類，後者は魚介類に多く含まれる．たん
ぱく質の働きを介して小腸や腎臓においてカルシウムや
リンの吸収を促進，更には副甲状腺ホルモンである
PTH の分泌を抑制することから，骨代謝に関与する．

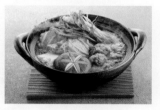

つみれ鍋

また，筋合成に関わり，筋肉量の維持・増加に重要である．紫外線により皮膚で生成さ
れるが，不十分なため，食事からの摂取が重要である．

【運動時との関係，欠乏の理由等】 骨格筋の機能調節に必須であり，インドアスポーツで
は血中ビタミン D 濃度が低下することが示されている．過剰摂取では，高カルシウム
血症，腎障害，軟組織の石灰化などが問題視される．

【供給源】 キノコ類（ビタミン D_2），魚介類（ビタミン D_3）．

② ビタミン K（トコフェロール）

【働 き】 骨質を評価する骨代謝マーカーとして用いられ
ているオステオカルシンを活性化し，骨形成を調整す
る．オステオカルシンは骨芽細胞で合成される有機成分
であり，カルシウムの結合に関わっている．また，ビタ
ミン K は主に血液凝固因子を活性化し，血液の凝固を
促進する働きがある．

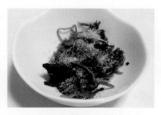

ほうれん草のおひたし

【運動時との関係，欠乏の理由等】 腸内細菌により合成されるため，欠乏症は起こりにく
い．

【供給源】　ほうれん草や小松菜などの緑黄色野菜，納豆，小麦胚芽など

(4) 脂溶性ビタミンと抗酸化

　呼吸によって体内に取り込まれた酸素の一部は，通常の状態よりも活性化された活性酸素となるが，過剰に産生されると様々な障害を引き起こす．アスリートでは，酸素消費量の増加，ミトコンドリアでの活性酸素の発生，屋外での紫外線の曝露の増加により，活性酸素の発生が過剰になりやすい．生体には，活性酸素の障害から防御する抗酸化防御機構が備わっているが，活性酸素の産生が防御機構を上回った場合，**酸化ストレス**を生じ，様々な疾病・病態に作用する（図3-14）．

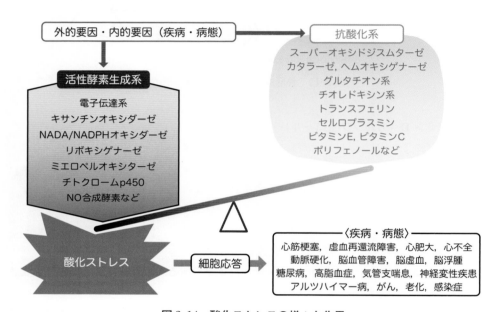

図3-14　酸化ストレスの様々な作用

　運動時における酸化ストレスの影響として赤血球膜たんぱく質の損傷，免疫力（NK細胞活性）の低下を引き起こす．したがって，酸化的損傷に対して防御的に働く抗酸化物質や**抗酸化ビタミン**（C，E，β-カロテン）の摂取が必要となる．

① ビタミンE（トコフェロール）

【働　き】　主に細胞膜中（生体内の疎水性部分）に存在し，生体膜の中で発生した活性酸素を除去することから，細胞膜を酸化ストレスから保護する役割をもつ．脂溶性の抗酸化物質であり，ビタミンCにより再生されることから，同時に摂取することで，相乗作用がある．

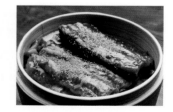

うなぎわっぱ

【運動時との関係，欠乏の理由等】　酸素への曝露が多くなり，赤血球膜が酸化されると膜がもろくなり，溶血性貧血を引き起こしやすくなる．

【供給源】 かぼちゃ，うなぎ，さば，ナッツ類

② β-カロテン（プロビタミン A）

【働　き】 皮膚の真皮に蓄積するため，紫外線曝露に由来
する酸化ストレスの防御に役立ち，鼻・喉などの粘膜の
保護や眼の機能を正常に保つ役割がある．

【運動時との関係，欠乏の理由等】 運動との関連は明確で
はないが，アスリートの血中濃度は低値を示している．

【供給源】 緑黄色野菜全般，果物，海藻類

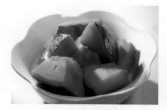

カボチャの煮物

《コラム・こらむ・column》

コンディション維持のために

　食事に含まれるビタミンは微量であるが，生体で起こる様々な生化学反応にとって必要不可欠です．特にアスリートの場合，消費されるエネルギー量が多いことから，エネルギー代謝に関わるビタミンの不足はコンディションに影響をおよぼします．しかし，ビタミン B 群に属しているビタミンは，他のビタミンと共同して働いているため，単一のビタミンの過剰摂取を行うとビタミンの相互バランスが崩れてしまうことがあるため，注意が必要です．

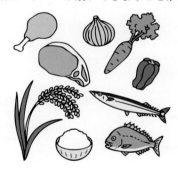

5）運動とミネラル

　人体を構成する元素はおよそ 30 種類といわれているが，その大部分は炭素，酸素，水素，窒素の 4 つであり，これら以外の元素をミネラル（無機質）という．身体におけるミネラルの割合はおよそ 4 ％であるが，生命活動に必須であり，身体に比較的多く含まれるものを多量ミネラル，微量しか含まれないものを微量ミネラルという（表3-9）．

表3-9　多量・微量ミネラルの種類，生理作用と主な欠乏症・過剰症

	元素名 （記　号）	主な生理作用	主な欠乏症・過剰症状
多量ミネラル	カルシウム （Ca）	骨・歯の形成，血液の凝固，筋収縮	欠乏症：くる病，骨軟化症，骨粗しょう症 過剰症：ミルクアルカリ症候群，結石
	リン （P）	骨・歯の形成，ATP の構成成分としてエネルギー代謝に関与，核酸の構成成分	欠乏症：骨の発育障害 過剰症：骨軟化症
	カリウム （K）	浸透圧維持，細胞の興奮	欠乏症：低カリウム血症 過剰症：高カリウム血症
	ナトリウム （Na）	浸透圧維持，細胞の興奮，糖，アミノ酸の吸収促進，血液量調整，酸・塩基平衡維持	欠乏症：食欲不振，血圧低下 過剰症：高圧圧症，浮腫
	マグネシウム （Mg）	酸素活性，筋収縮	欠乏症：循環器障害，代謝不全 過剰症：下痢
微量ミネラル	鉄 （Fe）	酵素運搬（ヘモグロビン）電子伝達系，酵素の活性化	欠乏症：鉄欠乏症性貧血，発育不全 過剰症：ヘモクロマトーシス（組織障害）
	亜鉛 （Zn）	酵素（SOD，DNA ポリメラーゼ）の補因子，DNA の転写調節	欠乏症：味覚障害，生殖能低下，発育不全，皮膚炎
	銅 （Cu）	酵素（SOD，セルロプラスミン）の補因子	欠乏症：貧血，骨異常，毛髪異常 過剰症：ウィルソン病（肝障害，脳障害）
	マンガン （Mn）	酵素（SOD）の補因子	欠乏症：骨の発育障害
	クロム （Cr）	耐糖能因子	欠乏症：耐糖能低下
	ヨウ素 （I）	甲状腺ホルモンの成分	欠乏症：発育不全，クレチン病 　　　　甲状腺腫，甲状腺機能低下症 過剰症：甲状腺腫，甲状腺機能亢進
	モリブデン （Mo）	酵素（亜硫酸オキシダーゼなど）の補因子	欠乏症：成長障害，プリン代謝異常
	セレン （Se）	酵素（グルタチオンペルオキシダーゼ）の補因子	欠乏症：克山病（新機能不全）， 　　　　カシン・ベック病（骨関節症） 過剰症：爪の変形，脱毛

（資料：田村明，「イラスト基礎栄養学（第2版）」，東京教学社，2019 より）

　身体機能の維持に重要であり，ボディコンタクトにも耐えうる丈夫な骨格形成のためには，カルシウムが必要である．また，鉄は，血液中のヘモグロビン（Hb）量を維持するために必要な栄養素であり，鉄が不足すると貧血につながり持久系運動能力の低下をきたすため，アスリートにおいてはカルシウムと同様に不足しないようにすることが大切である．

（1）カルシウム

① カルシウムの代謝

　人体に存在する最も多い無機質であり，成人体重のおよそ2％を占める．このうち99％は骨や歯に貯蔵されている．残りの1％は血液凝固，神経刺激の伝達，筋収縮などに関わっている．血中カルシウム濃度は常に一定（9〜11 mg/mL）に保たれているが，

カルシウム摂取量の低下や他の要因により血中カルシウム濃度が低下した場合，副甲状腺ホルモンであるパラトルモン（パラソルモン）や活性型ビタミンDの作用により，小腸からのカルシウム吸収を促進したり，骨からのカルシウム溶出を高めたりする．一方，血中カルシウム濃度が上昇するとカルシトニンが甲状腺から分泌され，骨からのカルシウム溶出を抑制することでカルシウム濃度が一定に保たれる（図 3-15）．

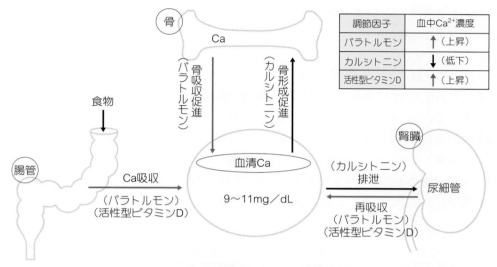

調節因子	血中Ca²⁺濃度
パラトルモン	↑（上昇）
カルシトニン	↓（低下）
活性型ビタミンD	↑（上昇）

図 3-15 カルシウムの代謝

（資料：田村明，「イラスト基礎栄養学（第2版）」，東京教学社，2019 より）

② カルシウムの摂取量

カルシウムは，日本の食習慣において摂取不足になりやすい栄養素であり，カルシウムの吸収率は他の栄養素と比較して低く，体内への吸収率は 10〜30 ％（牛乳はおよそ 40 ％）程度と報告されている．長期間にわたりカルシウムの摂取量が不足すると，骨吸収が促進され，骨からの溶出が増加し，骨塩量が減少することから，骨の健康が懸念される．また，筋肉の収縮やエネルギーの産出にも関わっていることから，競技力への影響も考えられる．

アスリートでは多量の発汗によりカルシウムが失われることや骨のリモデリングが速いことなどから，必要量が増加すると考えられている．カルシウムと骨は密接な関係があるが，運動負荷による骨芽細胞の活性化・骨吸収の抑制作用により運動により骨強度は増加する（運動習慣のある人は骨強度が高い）．しかし，カルシウムが摂取不足の状態では，骨への運動効果はみられないことから，日常の栄養素摂取に注意し，適切な量を満たすことが必要である（カルシウムの食事摂取基準：巻末資料参照）．

（2）鉄

　ヒトは酸素を利用してエネルギーを産生しているが，酸素供給速度が競技力に大きく影響している．鉄が不足した場合，赤血球に含まれる血色素（ヘモグロビン）が減少するため，酸素の供給が十分にできなくなる．身体活動の高いアスリート（特に持久系競技）では，筋肉や各組織へより多くの酸素を供給する必要があるが，鉄欠乏によって生じる貧血は，酸素運搬能力の低下から競技力を低下させる大きな要因となる．また，女性における慢性的な貧血は，月経不順や無月経の原因となることも報告されており，将来にわたって健康を害する危険がある．

① 鉄の代謝

　成人における体内の鉄総量はおよそ3g程度であり，その大半が赤血球の構成成分として存在している．その残りは筋肉中のミオグロビンとして存在しており，いずれも酸素の運搬に関与している．食事に含まれる鉄の大部分は十二指腸と空腸上部で吸収される．鉄は，ヘム鉄と非ヘム鉄に分類され，ヘム鉄は肉類や魚肉の赤身に多く，吸収率は高い．ビタミンCは非ヘム鉄の吸収を促進させるが，カフェインやタンニン，ポリフェノールなどの成分は鉄と結合することで吸収を抑制する（図3-16）．

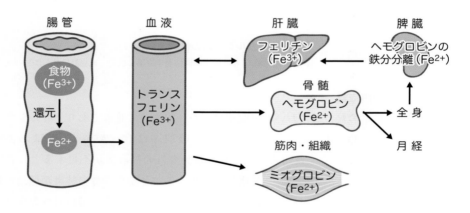

図3-16　鉄の代謝

　貧血の診断には血液検査を用いるのが一般的であり，ヘモグロビン量を基準に貧血かどうか判定される（表3-10）．同時に赤血球数やヘマトクリット値，血清鉄なども貧血診断の基準となる．さらに鉄輸送たんぱく質のトランスフェリンや鉄貯蔵たんぱく質のフェリチンも鉄栄養状態を評価する指標となる．

表 3-8 貧血の基準（ヘモグロビン値）

ヘモグロビン （g/dL）	
成人男性	≦ 13
成人女性	≦ 12
新生児	≦ 13
乳幼児	≦ 11
学　童	≦ 12
高齢者・妊婦	≦ 11

（資料：WHO:World Health Organization technical report series.No405.pp1-37. 1998 より）

　体内での鉄の喪失や需要の増大に対して，食事からの鉄摂取量が満たない場合，鉄栄養状態が悪化し，鉄欠乏性貧血を生じる．大量の出血を除き，基本は徐々に鉄欠乏状態が進んでいく（図 3-17）．血液中の鉄（機能鉄）が低下するときには，肝臓や脾臓などの貯蔵鉄は枯渇しているため，鉄欠乏性貧血の場合には貯蔵分の鉄も補給する必要がある．

　また，貧血を回復させるためには，バランスの良い食事や鉄の摂取に加え，身体活動量を減少させエネルギー不足にならないようにすることや，胃腸の調子を整え消化吸収を高めることも重要である．

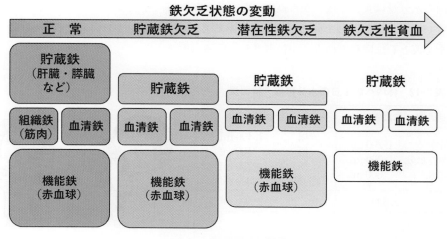

図 3-17　鉄の分布と動態

②　鉄の摂取量

　「日本人の食事摂取基準（2020 年版）」では日本人成人（18 ～ 29 歳）が食事からの鉄の摂取量として男性では 7.5 mg/日，女性では 10.5 mg/日が推奨されている（鉄の食事摂取基準：巻末資料参照）．アメリカスポーツ医学会（ACSM）では，貧血予防のための鉄摂取量は，男性 8 mg/日，女性 18 mg/日となっているが，必ずしも必要とは限らず，栄養補助食品などからの鉄摂取過剰にならないよう注意が必要である．

3.3　水分の役割

　水分は，ヒトの身体の約 60 % を占めている成分である．飲料や食事から摂取した水分は，体内に吸収された後に体液（細胞内液や細胞外液）として存在する（表 3-11）．ヒトの身体に対する水の主な働きは，「体温を調整する」，「体内で物質を溶かすことにより化学反応を円滑に進める」，「酸素や栄養物質の運搬や老廃物の排泄を行う」ことである．これらの働きによってヒトの身体は健康的な状態を維持することができている．

表 3-11　体構成要素別水分分布

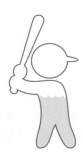

男 子		女 子
70	体重 (kg)	55
42	純水分 (L)	28
26	細胞内	17
13	細胞外	9
(10)	(間質液)	(6.5)
(3)	(血しょう)	(2.5)
3	細胞間	2

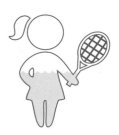

（資料：木村修一，小林修平監訳「最新栄養学 第 7 版」，建帛社，1997 より作図）

　体内の水分量は食事や飲料から摂取した水分と汗や尿，呼気などから体外へ排泄される水分でバランスが保たれている．個人差はあるものの，ヒトは 1 日に約 2,500 mL の水分摂取を必要とし，同程度の水分が排泄されている（表 3-12）．

表 3-12　体内への 1 日の水分摂取・排出量

摂取・産出量		排出量	
飲料水	1,200 mL	尿	1,400 mL
食物の水分	1,000 mL	便	100 mL
代謝水	300 mL	汗	700 mL
		呼 気	300 mL
合 計	2,500 mL	合 計	2,500 mL

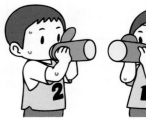
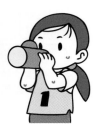

　特にアスリートは，運動による発汗や呼気で増大した体水分損失を補うために多くの水分補給が必要となる．さらに，多量の発汗が生じた際には体水分損失のみならず，ナトリウムやカリウムなどのミネラルの損失が引き起こされる．そのため，電解質の補給を目的にスポーツドリンクや経口補水液などから水分補給を行う必要がある．

3.4　栄養素の消化と吸収

　ヒトは摂取した食物を消化・吸収し，エネルギーに変えることによって生命を維持している．摂取した食物は分子が大きいためそのままの形では吸収されず，すぐにエネルギーに変えることはできない．そのため，食物を消化して吸収できる大きさにする必要がある．消化とは，食物中の分子を吸収できる大きさまで分解することであり，消化器系を通過する過程で行われる．消化器系は，口腔から食道，胃，小腸，大腸，肛門までの消化管と消化管の外に存在し消化酵素を分泌する唾液腺，肝臓，胆のう，膵臓などの消化腺からなる．

　口腔に入った食物は，口腔内での咀しゃくや胃，腸内での蠕動運動による**機械的消化**が行われる．しかしながら，機械的消化のみでは吸収するための消化としては不十分であり，消化酵素による分解である**化学的消化**が行われる（図3-18）.

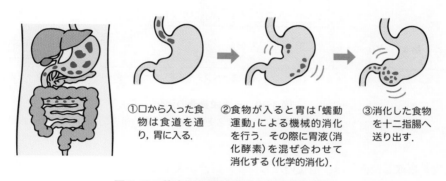

①口から入った食物は食道を通り，胃に入る.

②食物が入ると胃は「蠕動運動」による機械的消化を行う．その際に胃液（消化酵素）を混ぜ合わせて消化する（化学的消化）.

③消化した食物を十二指腸へ送り出す.

図3-18　体内での機械的消化と化学的消化

　でんぷんは口腔に入ると唾液中の消化酵素である**アミラーゼ**によって消化され，最終的に単糖となり，小腸吸収上皮細胞で吸収される．吸収された単糖は，門脈を経て肝臓や筋肉に**グリコーゲン**として貯蔵される．

　たんぱく質は，胃液中の消化酵素である**ペプシン**によってポリペプチドに分解され，最終的に小腸でアミノ酸として吸収される．吸収されたアミノ酸は，門脈を経て肝臓に運ばれ，血液を介して全身の組織をめぐり，筋肉などの材料として供給される．

　食事に含まれる脂質は中性脂肪（トリアシルグリセロール）の形であり，十二指腸で胆汁酸により乳化されて消化・吸収しやすい形に変化する．その後，膵液に含まれるリパーゼによって脂肪酸2分子とグリセロール1分子に分解され，小腸吸収上皮細胞から吸収された後に小腸の細胞内で再びトリアシルグリセロールに再合成される．再合成されたトリアシルグリセロールは，そのままの形では運搬されないため，親水性のあるたんぱく質と結合して**キロミクロン**となり，リンパ管を経て血液中に入り，全身に運搬される（図3-19）.

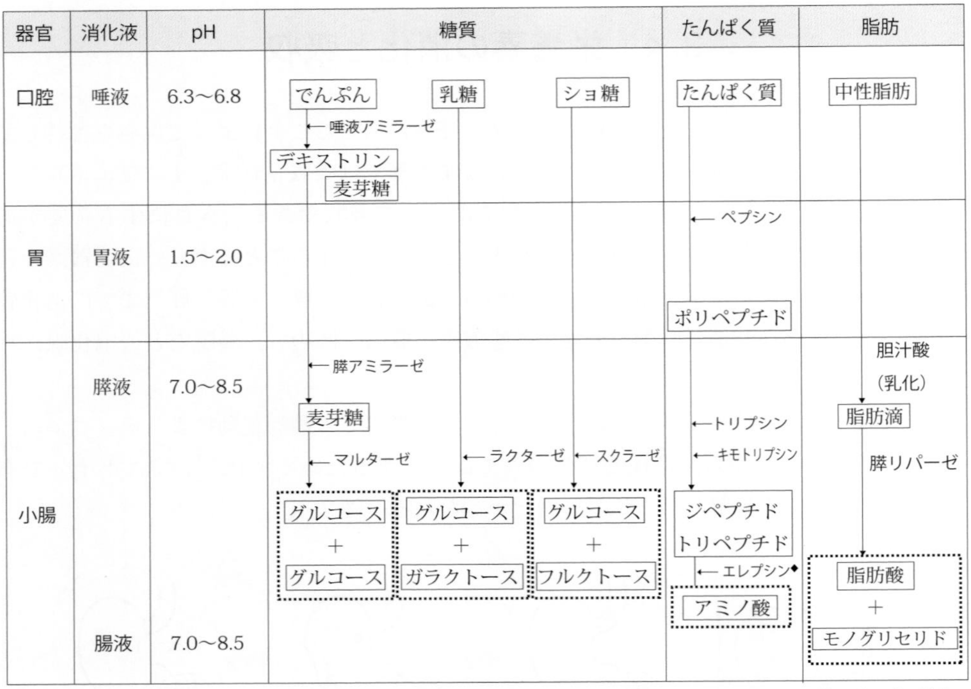

器官	消化液	pH	糖質			たんぱく質	脂肪
口腔	唾液	6.3～6.8	でんぷん ←唾液アミラーゼ デキストリン 麦芽糖	乳糖	ショ糖	たんぱく質	中性脂肪
胃	胃液	1.5～2.0				←ペプシン ポリペプチド	
小腸	膵液	7.0～8.5	←膵アミラーゼ 麦芽糖 ←マルターゼ グルコース＋グルコース	←ラクターゼ グルコース＋ガラクトース	←スクラーゼ グルコース＋フルクトース	←トリプシン ←キモトリプシン ジペプチド トリペプチド ←エレプシン◆ アミノ酸	胆汁酸（乳化） 脂肪滴 膵リパーゼ 脂肪酸＋モノグリセリド
	腸液	7.0～8.5					

◆アミノペプチダーゼ，ジペプチダーゼ，トリペプチダーゼの総称．

図 3-19　三大栄養素の消化

（資料：青峰正裕ほか「イラスト解剖生理学実験（第 3 版）」，東京教学社，2019 より）

　食物を摂取した直後は，消化のために胃に血液が集中している．その状態で運動を実施すると筋肉に血液が必要となり，胃で必要な血液が不足することによって消化不良が生じる．そのため，食後は 1～2 時間程度空けて運動を開始すべきである．

第4章 アスリートの身体組成・身体計測

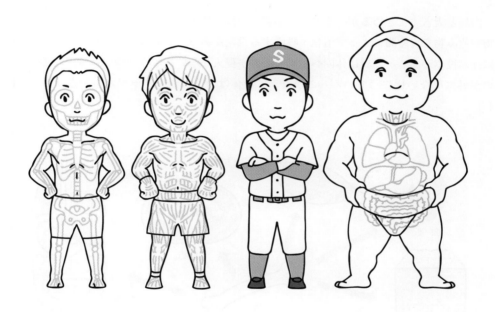

　各スポーツにはそれぞれ競技ごとの特徴があり，スポーツ選手においても，競技種目やポジションごとにそれぞれ特徴があります．例えば，マラソン選手と100 m走の選手では，競技時間，必要とされる体力要素などが異なります．中でも身体の違いは外見からもわかるような特徴があり，この違いは筋肉量や脂肪量として測ることができます．

　この章では，まずアスリートの身体組成の特徴や身体組成を計測する意義について学び，実際のフィールドで可能な身体計測の方法についていくつか紹介して，実際に測定できることを目指します．

4.1　アスリートの身体組成

1) 身体組成とは

　ヒトの身体は多くのパーツでできている．分類すると筋肉，脂肪，骨，皮膚，血液，内臓などがある．

　筋肉は骨格筋，平滑筋，心筋に大別されるが，その中の骨格筋は骨と骨にくっついており，収縮と弛緩によって主に身体を動かす役割がある．脂肪は余ったエネルギーを蓄えたり，内臓を外部からの衝撃から守ったり，断熱の役割がある．骨は身体を支える役割である．

　内臓と大きくまとめるが，その中の心臓が血液を体中に循環させて，口から入った食べ物や飲み物を胃や腸によって消化・吸収する役割がある．血液は栄養素や酸素などを体中に運ぶ役割がある．皮膚は体内へ余計なものが侵入しない様に守りつつ，体内の必要なものが外に出ない様にしている．このように身体はいくつかのパーツからできている（図4-1）．

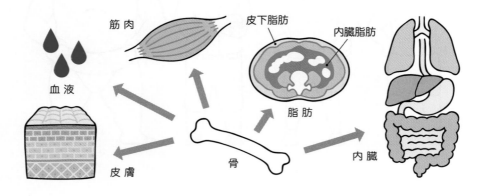

図4-1　身体の成分組成

　成長過程では骨格筋が増加したり，骨が大きくなったりなど様々な変化を繰り返していく．この成長がひと段落すると成人になる．成人では骨格筋，骨，内臓などはほとんどが変化しない．ヒトは，食べ過ぎれば脂肪が蓄積されるし，トレーニングをすれば使った部位の骨格筋は増加する．さらに，加齢と共に骨格筋量は減少して，**サルコペニア**[*1]という状態になる．そのままにしておくと身体を動かす骨格筋量の減少により運動器の機能が低下して**ロコモティブシンドローム**[*2]（運動器症候群）になる危険性が高まり，それが進

[*1]　サルコペニア
　　　筋肉量が減少することにより筋力の低下，身体機能の低下する状態．
[*2]　ロコモティブシンドローム
　　　加齢などで運動器（骨，筋肉，関節など）の衰えにより移動する機能が低下している状態．

むと**フレイル**（虚弱）という状態になることは知られている．加齢とともに骨格筋量が減少したり，高齢女性の骨密度の低下で起きる骨粗しょう症などがある．

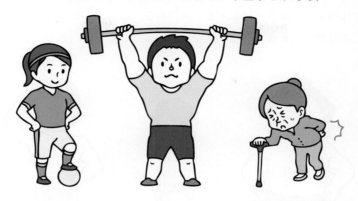

(1) アスリートの身体組成

ここでは「アスリート」という観点から身体組成について考えてみる．

適切な食事と筋力トレーニングをすれば筋肥大が起きて骨格筋の量は増える．逆にトレーニングを怠って食事に気をつけなければ骨格筋の量は減少して脂肪の量は増加する．つまり，骨格筋の量と脂肪の量は食事とトレーニングなどの影響を受けて変化するのである．

(2) 身体組成の成分モデル ―2成分モデル―

身体組成を考えるときには，体重を体脂肪量と除脂肪量の2つに分けて考える（図4-3）．そして，体脂肪率を推定する日本肥満学会は体脂肪率を用いて女性30％以上，男性20％以上を肥満と定義している．また，除脂肪量は体脂肪量以外で変化する骨格筋量の目安となるため，骨格筋におよぼすトレーニング効果の判定をする際には除脂肪量の変化に注目することもある．近年、BMIのみで肥満ではないが，体脂肪率では肥満に判定されるいわゆる "隠れ肥満" が存在するため，健康の観点からも体脂肪率を測定することは大切である．

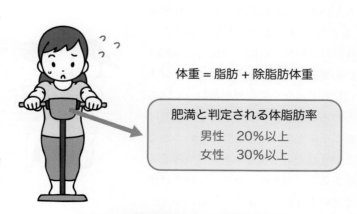

体重 ＝ 脂肪 ＋ 除脂肪体重

肥満と判定される体脂肪率
男性　20％以上
女性　30％以上

図4-3　実際の測定時にみる2成分モデル

(3) 競技別の身体組成

アスリートと一言でいっても競技特性を無視して比べることはできない．なぜなら，競技の特性が身体づくりに大きく影響するからである．このことを考えると，きちんと競技特性を把握して身体組成を考えなければいけない．

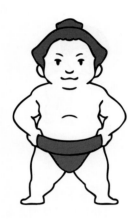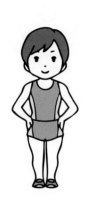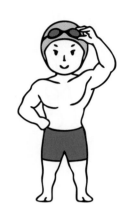

① 相 撲

相撲は大きな身体と身体をぶつけ合って，組み合って投げたり押したりし，数秒で勝負が決まる特性がある．大きな力が必要で，筋力や筋肉量が必要となる．一方では，ぶつかり合うために衝撃を吸収する役割である脂肪も大切である．激しい稽古と共にたくさん食べてよく寝るという風景を見たことがあるかもしれない．

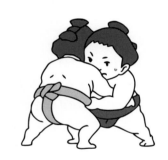

② マラソン選手

マラソンには時速約20 kmで2時間以上走り続けなければならないという競技特性がある．仕事量のことを考えると体重はあまり重くない方が良いが，長時間走り続けるのでその間の骨格筋の収縮に必要な栄養素が必要となる．給水所などでオリジナルドリンクを口にして水分や栄養素を補給している風景を見たことがあるかもしれないが，その量だけではレースに必要な栄養素の補給は到底追いつかないため，脂肪という形である程度エネルギー源を蓄えておく必要がある．このため，マラソン選手は体脂肪率が極めて低いように思うかもしれないが実際にはそうではない．

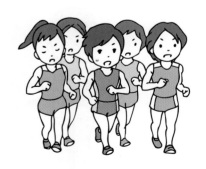

③ 水泳選手

水泳は水の抵抗と戦いながら全身を使って競い合う競技である．逆三角形の体型は水泳選手の代名詞のようになっているが，実は水に浮かなくてはいけないので脂肪の量（油は水に浮く）にも注意しなければならない．

筋肉の比重は水よりも重いため筋肉隆々で体脂肪量が極めて少ない状態では，まず，水に浮くために仕事量が必要となり，思ったような成績を出すことができない．

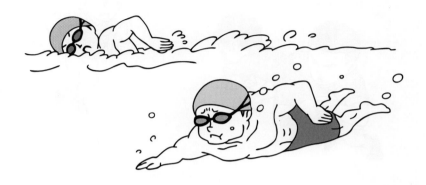

（4）ポジション別の身体組成

競技特性と身体組成についてすこし触れてきたが，もっと細いことをいえば同じ競技でもポジションによって身体組成が違ってくる．表 4-1 は，大学ラグビー選手を大まかにフォワード，バックス，そして対照群と比較したものである．

表 4-1　ラグビー選手のポジション別身体組成の目安例

ポジション	目安量	
フォワード	体重（kg）	87.3 ± 8.9
	体脂肪率（%）	22.9 ± 4.1
	除脂肪体重（筋肉量の目安）（kg）	68.3 ± 5.1
バックス	体重（kg）	72.6 ± 7.4
	体脂肪率（%）	18.8 ± 4.5
	除脂肪体重（筋肉量の目安）（kg）	59.7 ± 5.1

1つのスポーツでもポジション，つまり役割によっては身体のつくり方が違うということがわかる．

　フォワード選手の体重，体脂肪率，除脂肪体重（筋肉量の目安）は，バックス選手よりも有意に高い値を示している．フォワードの選手は相手をタックルで止めたり，スクラムを組むために強靭な身体が必要である．一方，バックスはボールを持って走ることが要求されるため，軽快に動くことができる身体が必要である．

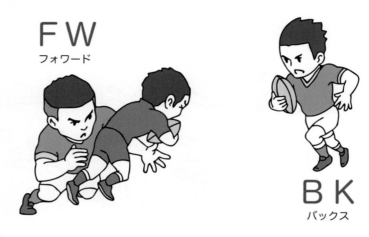

4.2　身体組成の測定方法

1）研究室レベルの測定

（1）水中体重秤量法

　体脂肪率を測定する場合，過去によく利用されていた方法である．脂肪は除脂肪体重（脂肪を除いた体重）よりも密度が小さい．「油は水に浮く」として知られるが，太った人は水によく浮くし，筋肉隆々の人は息を吐くと水の中へ深く沈んでいく．

　図4-4は水中体重秤量法である．水に潜った時の体重を正確に測定することで，脂肪の量を測定することができる．

　しかしながら，この方法は設備を整えることに莫大な費用がかかることや測定するために水に潜らなければならないために被験者に精神的・肉体的負担をかけてしまうことなどから現在ではほとんど用いられていない．

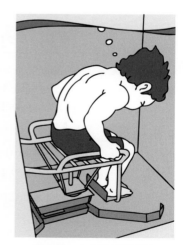

図4-4　水中体重秤量法

（2）空気置換法

　BOD POD（図4-5）という機種で，体積を
測定してそこから体脂肪率，脂肪量，除脂肪体
重を計算する．水着になる必要はあるが，水に
潜ることはなく測定室に入りドアを密閉して動
かないように注意して，10分程度の測定時間
で測定は完了する．水中体重秤量法と高い相関
関係が報告されており，水中体重秤量法に変わ
るものと考えられるが，実際には高価な機器で
あることには変わりない．またドアを密閉して
測定を行うため被験者によっては圧迫感を感じ
て中止を申し出る場合もある．

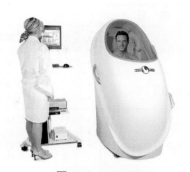

図4-5　BOD POD
（写真提供：東洋メディック株式会社）

2）フィールドレベルの測定

（1）皮下脂肪厚

　フィールドレベルの測定では，非常に有効な測定方法で
す．キャリパーという専用の器具を用いる（図4-6）．キャ
リパーは栄研式とハーペンデン社製のものがよく使われる．
キャリパーを用いてリラックスさせた被験者の右側の上腕背
側部（図4-7 ①）と肩胛骨下部（図4-7 ②）をしっかりつ
まむ．測定は3回つまんだ測定値を平均して用いることが良
いと思われる．

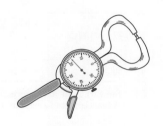

図4-6　キャリパー

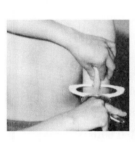
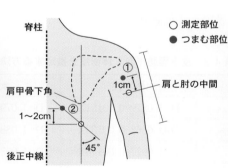
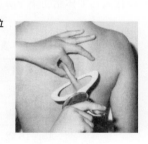

脊柱　　　　　　　　　　　○ 測定部位
　　　　　　　　　　　　　● つまむ部位

①
肩甲骨下角　　　1cm　　　肩と肘の中間
②
1～2cm
45°
後正中線

図4-7　皮下脂肪からの測定

　注意しなければならない点は，つまむ時はしっかりとつまむことやつまむ場所が変わら
ないように気をつけることなどが挙げられる．

　また，国際キンアンソロポメトリー推進学会よりキャリパーを用いて皮下脂肪厚を図る
際の注意事項が示されている（表4-2）．

表4-2　国際キンアンソロポメトリー推進学会による皮下脂肪厚測定の一般的注意

項　目	注　意　点
キャリパー	• キャリパーが距離を正確に測定できるか確認する. • キャリパーの圧を確認する. • 測定前に目盛が"0"を示しているか確認する.
測定部位	• 測定部位を解剖学的な位置から正確に決定する. • 繰り返し測定する際に誤差にならないように測定部位に印をつける.
つまみ方	• 印をつけた部位を正確につまむ. • 皮膚のひだが先につけた印と同じ向きになるようにする. • 手の甲が測定者の方を向くようにする. • 皮膚と皮下脂肪を必要最低限の量でつまみ, きちんと2つ折りにする. • 筋肉をつままないように注意する.
キャリパーによる はさみ方	• つまんでいる指から1cm離れたところを, キャリパーでつまむ. • キャリパーがつまむ位置は, つまんでいる指の爪の半分の深さを目安とする. • キャリパーはつまんだ測定面に対して90°になるようにする. • キャリパーではさんでいる間は, 測定部位をつまんだままにする.
読み取り	• キャリパーではさんだ後, 2秒後の数値を読み取る. • 読むときには, キャリパーによる圧がきちんと皮下脂肪にかかるように握り手から指を離す.
繰り返しの測定	• 同じ部位を測定するときには, 連続して測定せずに, 他のすべての測定を終えてから再度, 測定する. それにより測定者が数値を覚えていることによるバイアスや皮下脂肪への圧の影響を避けることができる.
時　間	• トレーニング, 試合, サウナ, 水泳, 入浴の直後に測定しない.

（資料：Stewart A et al.：International standards for anthropometric assessment. International Society for the Advancement of kinanthropometry 4.Skinfolds,pp. 58-59, 2011 より作成）

　体脂肪を推定するには2段階の計算が必要となる. まず, つまんで平均した測定値を下記の式のXに代入して体密度を算出する. その後, 算出した体密度を体脂肪率の推定式に代入して体脂肪率を算出する（表4-3）.

表4-3　皮下脂肪厚から体密度を推定する方法

年　齢	男　性	女　性
9〜11歳	D=1.0879-0.00151X	D=1.0794-0.00142X
12〜14歳	D=1.0868-0.00133X	D=1.0888-0.00153X
15〜18歳	D=1.0977-0.00146X	D=1.0931-0.00160X
19歳以上	D=1.0913-0.00116X	D=1.0897-0.00133X

X =（肩胛骨下部と上腕背足部の合計mm）　D = 体密度

表4-3で計算した体密度Dを次の式に代入して体脂肪率を計算する.

$$体脂肪率 =（4.570/D-4.142）×100$$

（2）生体電気インピーダンス　（InBody）

インピーダンス法とは，脂肪は電気を通し難く，筋肉などは通しやすいという特徴を利用して，身体に微弱な電流を流して身体組成を推定する方法である．最近では持ち運びやすいタイプも製造されており，フィールドでの活用もできるようになっている．しかしながら，測定に関してはいくつかの注意事項がある．InBody（図4-8）を使用する際の測定に関する注意事項を示す．安全で正確に測定を行うためには非常に重要なことである．

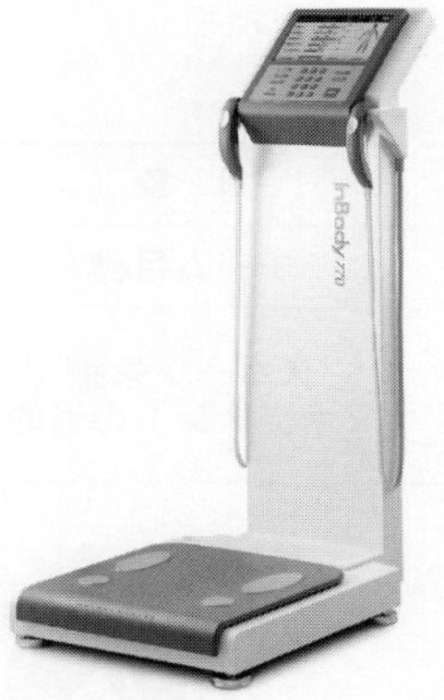

測定時の注意事項

- ペースメーカー装着の者は絶対に測定してはならない．
- 妊娠中は安定期に入るまで測定を避ける（妊娠中は羊水が水分，または脂肪と判断される場合があるため「参考値」として測定する）．
- 電極はしっかりと測定部分に接触しているか確認する．
- 手，脚などの乾燥によって測定ができない場合があるので，乾燥時には電解ティッシュなどで手足をふいてから測定する．
- 測定中は動いたり，喋ったりせずに**安静にすること**．
- **軽装で測定する**（着衣量を差し引く）．
- **食前に測定が望ましい**．もしくは食後ならば2時間あけて測定する．
- 発汗，筋肉の張りなどで測定結果に誤差が生じる場合がある．測定は**運動前が望ましい**．
- 金属製部品（インプラント）の埋め込みなどの場合でも測定はできるが，誤差が生じる．

図4-8　体成分分析装置

（画像：（株）インボディ・ジャパン，InBody770）

（3）アスリートにおける身体組成データの活用

アスリートの身体組成データがよく活用されているのは，① 除脂肪体重を筋肉量の指標として用いてトレーニング効果を評価する，② 競技特性によって生じる減量や増量に用いることなどが挙げられる．

適切な減量は階級制の競技ではパフォーマンスに影響するため，良い競技成績を引き出すためには重要な要素となる．また，パワー系の競技であれば，パワーの増強のために筋量を増加させることは重要である．このように，対象となる競技アスリートや競技団体の特性を理解して，「減量か増量か，何が必要か」を考えることが重要である．

3）実際の競技団体への応用例—大学空手道女子選手の減量サポート—

表4-4　対象チームの詳細

対　象	大学生女子空手選手
チーム目標	秋（11月）の全九州大会団体組手優勝
スポーツ栄養マネジメントの目的	目標達成のために，減量が必要な選手にサポートを行い，大会開始時までに体重・体脂肪率の減少（体脂肪量の減少・除脂肪量の減少抑制）および達成後は目標体重を維持すること．

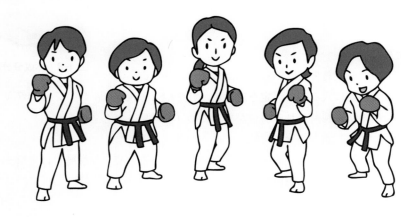

（1）栄養マネジメント

　マネジメントでは，目的，期間，対象の目的（短期目標と中期目標など）を明確にすることが重要である（表4-5）．

表4-5　マネジメントの流れ

マネジメント	目　的	目標体重までの減量，および目標体重の維持．		
	期　間	3ヶ月		
	対象者の目標	短　期	1ヶ月	減量のための食事管理
		中　期	3ヶ月	目標体重まで減量．体重および体脂肪率の維持．
スクリーニング	条　件	大学「空手道部」に所属する女子組手選手のうち，団体選手としてエントリーされた6名の中で，体脂肪量の減少を必要とする（体脂肪率が25％を超えている）選手2名を対象とした．		

（2）栄養アセスメント

　アセスメントでは，身体組成（身体計測）だけではなく，身体組成に関わる食事摂取状況，トレーニング状況（量など），身体状況（女性であれば貧血など），学生であれば授業やアルバイトなどの生活活動（生活のリズム）などを総合的に把握する必要がある．これらの情報により，無理のない減量が可能となる．

表 4-6　栄養アセスメント項目

身体計測	身長・体重・身体組成（体脂肪量・除脂肪量）
食事摂取状況	食物摂取頻度調査法（FFQg 法），写真調査法 食意識・食事に関して
トレーニング状況	空手競技の頻度・時間 ランニングやウエイト・トレーニングの頻度，時間
身体状況	競技歴，過去の既往歴（貧血）について
生活活動記録	日常生活時間調査（タイムスタディ）
その他	貧血状況（ヘモグロビン推定値） 問診を含む面談

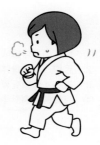

　図 4-9 に示すのは競技集団の中から，「選手 B」をピックアップして上記のアセスメントの結果を示したものである．

【『選手 B』アセスメント結果】

〈身体的特徴〉

年　齢 (歳)	身　長 (cm)	体　重 (kg)	BMI (W/H²)	体脂肪率 (%)	体脂肪量 (kg)	除脂肪量 (kg)	ヘモグロビン (g/dL)
20	164.6	53.6	19.3	25.1	13.5	40.1	15.0

〈栄養素等摂取量〉　推定エネルギー必要量（JISS式）＝2,300kcal（トレーニング週3回）

エネルギー (kcal)	たんぱく質 (g)	たんぱく質/体重 (g/kg)	脂　質 (g)	炭水化物 (g)	炭水化物/体重 (g/kg)	カルシウム (mg)	鉄 (mg)
2,097	86	1.6	69.7	268.1	5.0	374	7.6

ビタミンB₁ (mg)	ビタミンB₂ (mg)	ビタミンC (mg)	ビタミンA (μm)	ビタミンD (μm)			
1.4	1.1	56	269	3.4			

たんぱく質ᴱ比		脂質ᴱ比		炭水化物ᴱ比			
16.40%		30.00%		53.60%			

〈食品群別摂取量（g）〉

主食	穀　類 （めし，ゆで麺等）	591
副菜	いも類	21
	緑黄色野	29
	その他の野菜	95
	きのこ類	
	海藻類	9

主菜	豆　類	135
	魚介類	29
	肉　類	211
	卵　類	50
乳製品	乳　類	34
果物	果実類	54
菓子・嗜好飲料	菓子類	6
	嗜好飲料類	36
	砂糖・甘味料	52

図 4-9　アセスメント結果

　アセスメントの結果から「選手 B」の問題を抽出することができる．それによって具体的な減量の量，食事の量などを含めた介入方法が確立される

　図 4-10 に示すのは，アセスメント結果をもとにして作成した「減量時の目標設定」である．個人の目標として達成可能な減量の量を設定することも重要であるが，過度な減量に伴う筋量の減量を防がなければならないし，必要な減量値に到達すれば維持させること

も重要となる．これは過度な減量によってパフォーマンスの低下を防ぐためである．

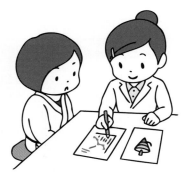

減量時の目標設定

① 現在の身体組成の把握
② 目標とする身体組成を設定し，目標体重を算出
③ 減らす体重を算出し，ペースの設定
④ 具体的食事計画を立てる

【個人目標】

選手B　2ヶ月の間に，体重（体脂肪量）1.5 kg
　　　　減少秋の大会まで体重・体脂肪率の維持

図 4-10　減量時の目標設定

図 4-11 に示すのは，「選手B」に対する個人サポート計画である．

【選手Bに対する個人サポート計画】

2ヶ月で体重（体脂肪量）1.5 kg減少のために

〈栄養補給〉

● ・1日あたりの消費エネルギー量

　　1.5 kg×7,200 kcal/60（日）=<u>180 kcal</u>

・たんぱく質摂取目標（1.2〜2.0 g /kg体重）
・糖質摂取目標量：中から高強度（5〜10 g/kg体重）
・脂質エネルギー目標比率（30％未満）
・ビタミン・ミネラルは少なくとも「日本人の食事摂取基準（2020年版）」の推奨量を満たす．

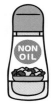

エネルギー(kcal)	たんぱく質(g)	脂　質(g)	炭水化物(g)	カルシウム(mg)	鉄(mg)
1,900	62-104	63	260-520	650	10.5

ビタミンB₁(mg)	ビタミンB₂(mg)	ビタミンC(mg)	ビタミンA(μm)	ビタミンD(μm)
1.0	1.1	100	650	5.5

〈行動計画〉

● ・主食目標量：夕食の白飯（おにぎり）100 g/食〈現在夕食200 g〉⇒ −170 kcal
・嗜好飲料の代わりに，乳製品の摂取（低脂肪 乳コップ1杯）⇒ +90 kcal
・副菜1品追加⇒ +50 kcal
・肉類の摂取が多いため，部位・調理法の 変更（脂質量の少ないものを選択）
・マヨネーズ（大さじ1）を控える⇒ −85 kcal
・ドレッシングはノンオイルにする⇒ −50 kcal

図 4-11　個人サポート計画の作成

　対象なる団体やアスリートによって，減量のための栄養や食事に関する知識が少ない者もいる．この場合，対象となる本人の取り組みやすさが重要である．行動計画に示すように，自炊をしていなければ白飯（おにぎり）と指導すればコンビニエンスストアなどで簡単に手に入るものでイメージしやすくなる．例えば，「油を減らしましょう」という指導では，対象者がどのような工夫をすれば良いのかわからない．競技によっては油を減らし

過ぎることもよくないため，具体的な方法を示す必要がある．そこで「マヨネーズ大さじ1杯程度控える」や野菜を食べる際に使用するドレッシングを「ノンオイルにする」という具体案は，対象者にとっては取り組みやすいものである．

図4-12に示すのは，「選手B」の指導前後の結果である．

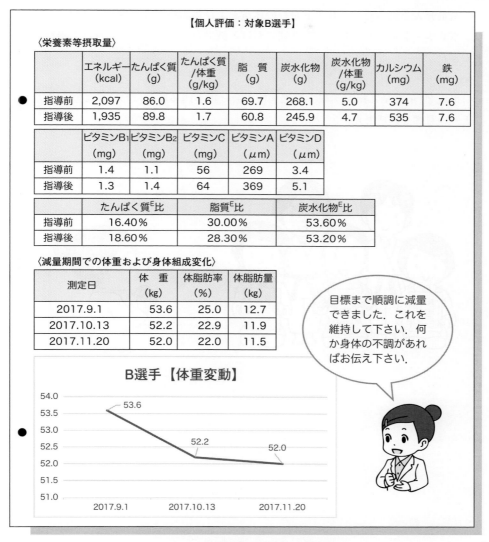

図 4-12　個人栄養サポートの結果

目標であった減量 1.5 kg を達成してその体重を維持していることがわかる．

栄養素等摂取量においては，筋量が減少するような著しい減量は見られず，脂質の量が適切に抑制されている．さらに重要なことは「栄養マネジメントの評価」に示すように，競技成績においてチームの目標を達成できたことである．競技成績に直接的に効果をおよぼす栄養素は無いに等しいが，アスリートがベスト身体状態で競技に取り組めるような総

合的な指導により，身体状態の改善（減量）が行われ競技成績も目標を達成できることは
なかなか難しいのが現状である．しかし，指導の際には最終目標，いわゆる個人の競技成
績やチームの競技成績を念頭において考えることが重要である．

（3）栄養マネジメントの評価
・　減量介入を行ったアスリート全員の体重および体脂肪率は減少した．
・　本サポートによりトレーニング期における減量およびコンディションの維持に寄与
　　できた．

結　果
・　平成29年度全九州大学空手道選手権大会「組手団体戦」において優勝を果たし，
　　チーム目標を達成した．

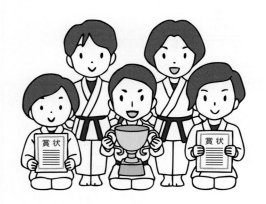
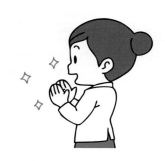

第5章 アスリートの生理・生化学検査, 体力測定

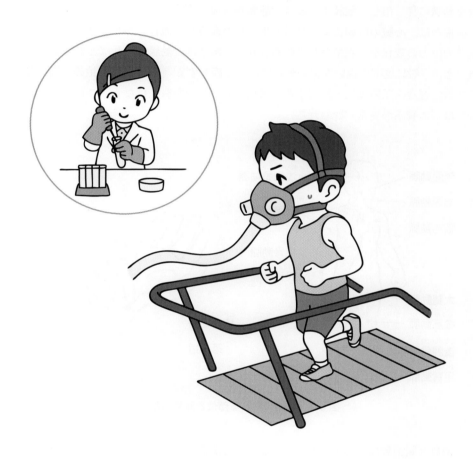

　健康の維持・増進のためには，適度な運動や栄養の摂取が重要になります．一方，身体能力を向上させるためには，栄養の摂取に加え，トレーニングが重要になります．トレーニングにより，身体に負荷が加わると，負荷に対する適応が生じ，呼吸・循環機能や神経・筋・骨格系などの身体機能に適応的な変化が生じます．

　この章では，生理・生化学的な視点から，アスリートの身体機能の特徴について学びます．

5.1　アスリートと心拍・脈拍

1）心拍と脈拍

　心拍とは，心臓の拍動を表す．心臓は，収縮と弛緩を繰り返して拍動している．一般に，1分間当たりの心臓の拍動数は，**心拍数**として表される．心臓は，収縮するときに血液を動脈に押し出し，弛緩するときに静脈から血液を受け入れている．

　脈拍とは，心臓の収縮によって送り出された血液が，血管を押し広げた状態をいい，動脈壁の圧力の変化が，脈拍として触知される．脈拍は，動脈であればどの部位からでも観察でき，一般に皮下の浅い部位の動脈に触れて観察する（図5-1）．脈拍の計測では，数，リズム，遅速，圧の高低を観察する．脈拍に上下差や左右差はなく，これらに差がある場合には，血管系の異常が疑われる．

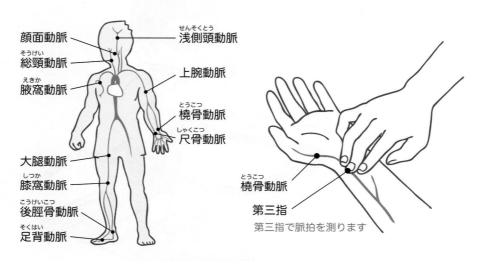

図5-1　脈拍の触れる部位と脈拍の観察例

　心拍数と脈拍数は，必ずしも一致しない．心臓から送り出される血液量が少ない場合には，心臓の拍動が認められても脈拍が現れないことがある（結滞）．心拍数が100回を超えるものを頻脈，60回以下のものを徐脈といい不整脈とされる．心拍数が多いと，心臓への血液の流入量が間に合わず，拍出量が減少することがあり，心拍数が少ないと，十分な血液量を全身へ送り出すことができなくなる．

2）アスリートの心拍と脈拍

　心臓の1回の拍動によって送り出される血液量を**1回拍出量**という．心拍数に1回拍出量をかけたものを**心拍出量**といい，1分間に心臓が送り出す血液量を表す．一般に，成人の安静時の心拍数は，約60〜80拍/分，1回拍出量は約70〜80 mLであり，1分間の心拍出量は5 L程度になる．一方，アスリートの心拍数は，一般の人と比べて少ないことが

多い．安静時の心拍数が50拍以下の場合には，**スポーツ心臓**とみなされる．持久力を必要とするマラソンなどのアスリートでは，安静時の心拍数が40〜50拍を示すこともある．運動時には，多くの血液を素早く全身へ送る必要があり，1回に拍出される血液量を増やし全身への血液量を増加させる，あるいは，心拍数を増やすことで全身へ送る血液量を増加させる．

　トレーニングによって，心臓の容積は増大する．持久系のトレーニングでは，主に左心室腔が大きくなり，筋力トレーニングでは，主に心筋が厚くなることで心臓容積を増大させることができる．心臓の容積や心筋の収縮力の増大に伴い，1回拍出量や最大心拍出量の増加が生じ，安静時や運動時の心拍数の低下が生じる（図5-2）．

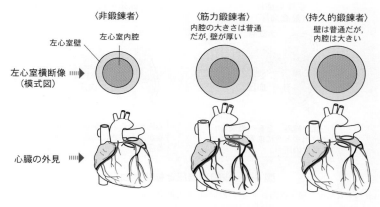

図5-2　トレーニングによる心肥大

（資料：春日規克著，「3訂版・運動生理学の基礎と発展」，発行 フリースペース，販売 星雲社，2018 より作図）

　心拍数は，運動強度に比例して増大する．同様に，酸素摂取量も運動強度に比例して増大し，最大酸素摂取量（5.5参照）が得られるような運動では心拍数も最大になる．最大心拍数は加齢に伴い減少し，一般に（220 − 年齢）として表す．心拍数は，比較的容易に測定ができるため，トレーニングや運動処方における運動強度の指標として用いられる．その場合，個人によって体力が異なるため，相対的な心拍数や運動強度を用いる．

　最大心拍数に対する相対的な心拍数は，下記の式で求めることができる．

> 相対的心拍数（%HRmax）
> 　　＝（最大心拍数－安静時心拍数）×（運動強度）＋（安静時心拍数）

　生活習慣病の予防や体力の増進を目的に運動を行う場合には，最大（100 %）の運動強度の40〜50 %程度が推奨される．例えば，20歳で安静時心拍数が60拍/分の場合では，心拍数が116〜130拍/分の範囲になるような運動を行う．アスリートでは，最大酸素摂取量の向上を目的とする場合には，運動強度が70 %以上となる運動を行う必要がある．

5.2 アスリートと血圧

1) 血 圧

　血圧は，血管を流れる血液の量（心拍出量）と，血液の流れやすさ（抹消血管の抵抗）によって決まる．血圧は，心臓の左心室の収縮時と弛緩（拡張）時で変化する．収縮時は，心臓から勢いよく送り出された血液により，動脈の血管内に加わる圧力が最も高くなるため**収縮期血圧**（最高血圧）といい，拡張時は，心臓に血液が入り込み血管の血液量の減少により，血管内に加わる圧力が最も低くなるため**拡張期血圧**（最低血圧）という（図5-3）．

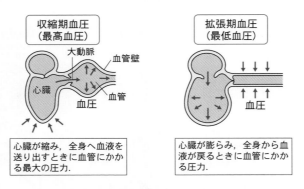

図5-3　収縮期血圧と拡張期血圧
（資料：安倍紀一郎・森田敏子著「循環機能学と循環器疾患の仕組み第三版」日総研，2010より作図）

2) 運動時の血圧

　運動時には，心拍数や心拍出量が増大する．心拍出量の増大に伴い，血管内の圧力も高まるため収縮期血圧が高くなるが，大動脈血管のコンプライアンス（伸展性）や，末梢の血管が拡張して血管抵抗を下げることにより，血圧の過度な上昇を防いでいる．また，運動時の血液循環は，骨格筋など酸素を必要とする組織への血流量を増やし，酸素需要の少ない組織へは血流量を減少させるように分配され（血流再配分），血圧の調節に関わっている（図5-4）．

　全身運動時には，血管の拡張が全身的に起こり，降圧作用が相対的に強く現れるため，収縮期血圧の上昇はわずかである．一方，局所運動時では，活動している筋の血管は拡張するが，活動していない筋の血管は収縮するため，血管拡張による降圧作用よりも心拍出量の増大や血管収縮による昇圧作用の方が相対的に強くなり血圧の上昇につながる．

　運動を始める前に，ウォーミングアップを行うと，血圧の上昇を抑えることができる．その効果は，最大酸素摂取量の40％程度の軽い強度でウォーミングアップをした場合に最大で，60％程度の運動強度ではほとんど効果がなく，80％程度の強い運動強度では逆効果であることが示されている．また，運動後の血圧は，運動を止めてもすぐには下がらない．これは，運動による代謝産物の分解や熱の発散などにより血管が拡張し，多くの血液が必要になるためである．

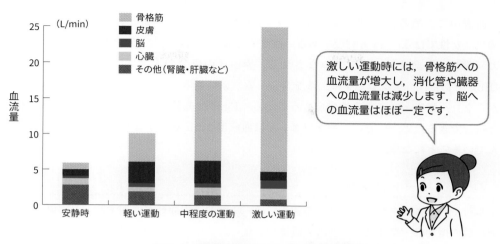

図 5-4 運動強度の違いによる血流再配分

(資料：春日規克著，「3訂版・運動生理学の基礎と発展」，発行 フリースペース，販売 星雲社，2018 より作図)

5.3 アスリートと血液

1）血液の成分と働き

　血液は，体重の約8％を占め，このうち約90％（4〜5L）が体内を循環し，酸素や二酸化炭素，栄養素，ホルモン，老廃物などを運んでいる．残りの約10％は，肝臓や脾臓に貯蔵され，運動時に補充されたり，出血などで血液不足に陥った時の血液の供給に備えられている．血液の成分は，血しょう（液体成分）と血球（有形成分）に分けられる．血しょうは，約91％の水，約7％のたんぱく質，その他に脂質，糖質，ホルモン，イオンなどから成る．血球は，赤血球，白血球，血小板に大別される（図5-5）．

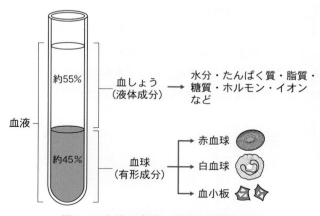

図 5-5 血液の成分，血液の種類と特徴

　血液中に占める血球の容積の割合をヘマトクリット（Ht）値といい，男性では 40〜50 ％，女性では 35〜45 ％程度である．血液中では，赤血球が大部分を占めており，Ht 値の異常は，赤血球数の異常とみなされる．赤血球の成分の大半は，水とヘモグロビン（Hb）である．ヘモグロビンは，鉄を含むヘム（赤い色素）とグロビンというたんぱく質からなり，酸素と結合する性質をもっている．1 g のヘモグロビンは，約 1.34 mL の酸素と結合できるため，15 g のヘモグロビンでは血液 100 mL あたり最大 20.1 mL の酸素を含んでいることになる．

2）アスリートと貧血

　歩行やランニングなどの一過性の運動では，一時的に赤血球が増加する．この場合の赤血球数の増加は，発汗による血液の濃縮や貯蔵されていた血球の放出によるものと考えられる．一方で，血液中の赤血球数が著しく減り，酸素運搬能力が低下した状態を**貧血**という．一般に，ヘモグロビン値が 13 g/dL 以下（男性），12 g/dL 以下（女性）の場合に貧血と診断される．

　貧血の主な原因には，赤血球成分の不足，造血機能の低下，赤血球の破壊亢進，多量の出血によるものが挙げられる．運動時に必要な酸素の供給は，ヘモグロビンが多いほど，多くの酸素を骨格筋へ運搬できる．ヘモグロビンの合成には，鉄が不可欠である．アスリートの貧血には，鉄の不足により赤血球中のヘモグロビン含有量が低下する鉄欠乏性貧血が最も多く，その他に，運動時に足底を地面に強く踏みつけたり，毛細血管を通りぬけたりする際の衝撃や摩擦により赤血球が破壊される溶血性貧血，トレーニング開始の早期に血しょう量が増大し 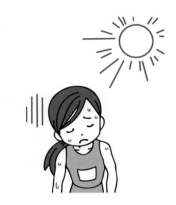（血しょう量の増大は血液の粘度を下げるため酸素運搬能力を高める），血球成分の相対的な濃度の低下により生じる希釈性貧血などがある．

　アスリートでは，貧血の診断基準内であっても，普段のヘモグロビン値よりも低くなっている場合には，全身への酸素供給量が低下するため，パフォーマンスの低下や疲労感の増大などが生じる．また，エネルギー不足によっても貧血を生じうる．アスリートの貧血とその対策については，10 章で詳細に述べられているので参照してほしい．

5.4　アスリートと肺機能

1）呼吸のしくみ

　呼吸は，体内に酸素を取り込み体外に二酸化炭素を排出するガス交換のために行われる．肺は，ガス交換を行う場所であるが，肺には筋肉がついていないため，呼吸筋（横隔膜や肋間筋など）によって，肺が収まっている胸腔が動かされ肺を伸縮させている．息を吸うと，肺が膨らみ肺胞に空気が取り込まれる．肺胞は，毛細血管に囲まれており，肺胞に運ばれた空気と毛細血管内の血液の間で，酸素や二酸化炭素のガス交換が行われる（図5-6）．

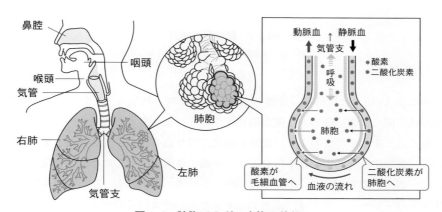

図5-6　肺胞でのガス交換の仕組み

　肺胞内へ送り込まれる空気には，酸素が多く含まれており，酸素が少ない血液の中に拡散される．一方，空気には二酸化炭素がほとんど含まれていないため，血液中の二酸化炭素が肺胞内の空気の中に拡散される．このように，肺胞での酸素と二酸化炭素のガス交換は，濃度差（ガス分圧差）によって生じている．

2）運動時の呼吸

　呼吸により体内に取り込まれた酸素は，血液中のヘモグロビンによって運搬される．酸素と結合しているヘモグロビンの割合を**酸素飽和度**といい，酸素分圧と酸素飽和度の関係を示す曲線を酸素解離曲線という．酸素分圧が 100 mmHg の場合，ヘモグロビンの酸素飽和度は約 98％である．肺胞では約 98％のヘモグロビンが酸素と結合している．酸素を含んだ血液は，動脈を通って末梢組織へ運ばれ，運搬された酸素のうち約 20％は末梢組織の毛細血管で酸素が放出され（酸素解離），筋肉などの組織に取り込まれる（図5-7）．

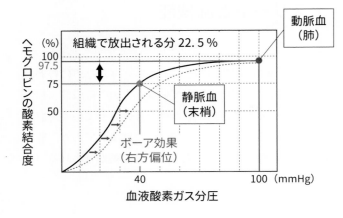

図 5-7　酸素解離曲線

(資料：石川隆監修「生理学の基本が分かる事典」，西東社，2012 より一部追記)

　酸素解離曲線は，pH の低下，体温の上昇，代謝産物の増加などに伴い，右側へ移動する．これは，同じ酸素分圧でも，酸素飽和度が低く，より多くの酸素がヘモグロビンから放出されることを示す．このように酸素が組織に取り込まれやすくなることを，ボーア効果という．運動中は，筋の収縮などにより，組織の体温が上昇したり二酸化炭素が産生されるため，ボーア効果が生じ，より多くの酸素が組織へ送られる．また，低圧環境や低酸素環境下でのトレーニングでは，ボーア効果が生じ，呼吸循環機能や血液性状の適応によって，酸素運搬能力が高まる．

5.5　最大酸素摂取量

1）最大酸素摂取量とは

　私たちの体は，呼吸により酸素を体内に取り込み，循環系などのはたらきによって各組織へ必要とされる酸素を送っている．1分間に体内に取り込まれた酸素の量を酸素摂取量（$\dot{V}O_2$，ドットは単位時間当たりを意味する）という．酸素摂取量は，運動強度に比例して，ほぼ直線的に増加するが，ある強度を境に横ばいになる（プラトーあるいはレベリングオフとよぶ）．このときの酸素摂取量の最大値を**最大酸素摂取量**（$\dot{V}O_2$max）という（図 5-8）．

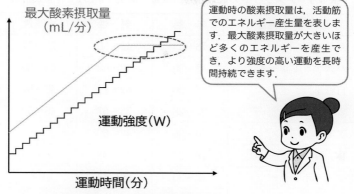

運動強度を上げていくと，酸素摂取量が比例して増えていきます．酸素摂取量が，ある一定のところでプラトー（レベリングオフ）に達します．運動強度は，3秒毎に1wattずつ上げていき，10〜15分程度で疲労困憊に至り測定を終了できるように設定します．

最大酸素摂取量（mL/分）

運動強度（W）

運動時間（分）

運動時の酸素摂取量は，活動筋でのエネルギー産生量を表します．最大酸素摂取量が大きいほど多くのエネルギーを産生でき，より強度の高い運動を長時間持続できます．

図5-8　漸増負荷法による最大酸素摂取量

(樋口満監修「栄養・スポーツ系の運動生理学」，南江堂，2018より)

2) アスリートと最大酸素摂取量

　最大酸素摂取量は，酸素を取り込む能力，酸素を運搬する能力，酸素を使う能力などの要因によって決まる．酸素を取り込む能力は，呼吸量を増加させる呼吸筋や肺から血中へ酸素を取り込みやすくする換気量が関係する．酸素を運搬する能力には，酸素を運搬する血液量を増加させる心筋や心拍出量，血液中により多くの酸素を取り込ませるヘモグロビン濃度などが関係し，酸素を使う能力には，酸素を用いてエネルギーをつくるミトコンドリアの量や酸素を利用する筋量などが関係している．なかでも，酸素を運搬する血液量（心拍出量）は，最大酸素摂取量を決める主な要因と考えられている．心拍出量は，安静時の場合，成人では約5 L/分であり，アスリートでも一般人と大きく変わらない．運動時には，心拍出量は増加し，持久系のスポーツを行っている者では，最大心拍出量が35 L/分あたりに達する者もいる．心拍出量は，心拍数×1回拍出量で求める．最大心拍数は，220 − 年齢で算出するため，最大心拍出量は，1回拍出量によって決まる．トレーニングによる心臓の容積や心筋の収縮力の増大により，1回拍出量を増加させることができる．

　最大酸素摂取量は，呼吸循環器系の機能や持久系運動の能力を示す指標の1つとされ，アスリートの運動能力の評価にも用いられている．一般に，体重当たりの最大酸素摂取量は，青年期の男性では約35〜45 mL/kg/分，女性では約30〜40 mL/kg/分とされる．最大酸素摂取量は，持久系のトレーニングやインターバルトレーニングなどによって高めることができ，特に，マラソンやクロスカントリースキーのような持久系競技のアスリートでは，最大酸素摂取量が70〜90 mL/kg/分あたりに達する者もいる（表5-1）．最大酸素摂取量は，20歳代前後で最大となり，加齢に伴い低下するが，その程度はトレーニングや日常の身体活動量に影響される．

表5-1　アスリートの最大酸素摂取量（単位：mL/kg体重/分）

スポーツ種目	年　齢	男　性	女　性
野球/ソフト	18〜32	48〜56	52〜57
バスケットボール	18〜30	40〜60	43〜60
自転車	18〜26	62〜74	47〜57
カヌー	22〜28	55〜67	48〜52
アメフト	20〜36	42〜60	—
体　操	18〜22	52〜58	36〜50
アイスホッケー	10〜30	50〜63	—
馬　術	20〜40	50〜60	—
オリエンテーリング	20〜60	47〜53	46〜60
ラケットボール	20〜35	55〜62	50〜60
ボート	20〜35	60〜72	58〜65
スキー 　アルペン 　クロスカントリー	 18〜30 20〜28	 57〜68 65〜94	 50〜55 60〜75
スキージャンプ	18〜24	58〜63	—
サッカー	22〜28	54〜64	—
スピードスケート	18〜24	56〜73	44〜55
水　泳	10〜25	50〜70	40〜60
陸上競技 　ランナー 　円盤投げ 　砲丸投げ	 18〜39 22〜30 22〜30	 60〜85 42〜55 40〜46	 50〜75 — —
バレーボール	18〜22	—	40〜56
ウエイトリフティング	20〜30	38〜52	—
レスリング	20〜30	52〜65	—

（資料：樋口満「スポーツ現場に生かす運動生理・生化学」, 市村出版, 2011 より）

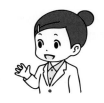

持久系のスポーツ種目は最大酸素摂取量が高めです.

《コラム・こらむ・column》

時間栄養学

　日々の食事において，「食事の質や量」を考えることは，身体づくりや健康にとって重要である．これに加え，「食事の時間」「食事の速さ」「食べる順番」を考えた栄養学を時間栄養学という．例えば，食事の時間によって，食後の消費エネルギーが異なり，朝食では食後のエネルギー消費が大きいのに対し，夜食ではエネルギーが消費されにくく，体内に脂肪として蓄積されやすくなる．

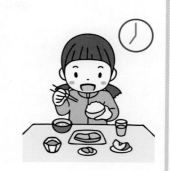

　食事の速さは，1つに肥満と関係していることが挙げられる．食事を始めてから脳が満腹を認識するまでに20分程度かかるといわれている．食べる時間が早いと満腹を感じにくく，食べすぎてしまう．また，十分な咀しゃくができていないため，胃腸へ負担がかかり，消化不良や腹痛を起こしやすくなる．特に，子どもにおいては，時間をかけてよく噛んで食べることは，口腔機能（咀しゃく，呼吸，発音など）の発達に影響する．

　食事を摂ると血糖値が上がるが，1日の最初に食べる食事が，次の食事の血糖値にも影響をおよぼすといわれている（セカンドミール効果）．例えば，朝食を摂ることにより，昼食後の血糖値の急上昇を抑えることができると考えられている．また，時間をかけて食事を摂ることや食事の最初に野菜を食べることによって，食後の血糖値が上がりにくくなる．血糖値の高い状態は，糖尿病や血管にダメージを与え動脈硬化に繋がるなど様々な疾患のリスクを高めたり，免疫力の低下，倦怠感，頭痛などの不快な症状を引き起こす．

　同じ食事でも，栄養学的な効果が変わることから，身体づくりや健康の維持増進に時間栄養学を意識してみてはどうだろうか．

第6章 運動・栄養・睡眠とホルモン

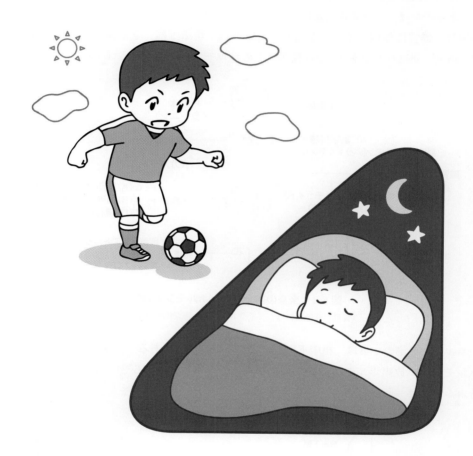

　　より良いパフォーマンスを発揮するためには，内分泌系のはたらきが重要な役割を担います．内分泌系は，体内の臓器や細胞からホルモンを分泌し，からだのはたらきを調節しています．

　　この章では，体内の各器官から分泌されるホルモンの種類と作用について，運動に関連するホルモンを中心に学びます．

6.1　ホルモンの種類とその作用

1）ホルモンの分泌

　ホルモンは，体内の状況に合わせて各器官（臓器）の働きを適切に調節する物質であり，体内の内分泌器官から微量のホルモンがつくられ，血液中を流れて緩やかに伝達される．ホルモンは，結合するたんぱく質（**ホルモン受容体**）が決まっており，それぞれ特定の細胞や器官に作用する．主な内分泌器官には，視床下部，下垂体，甲状腺，副腎，膵臓，精巣，卵巣などがあり，100種類以上のホルモンが分泌される（図6-1）．

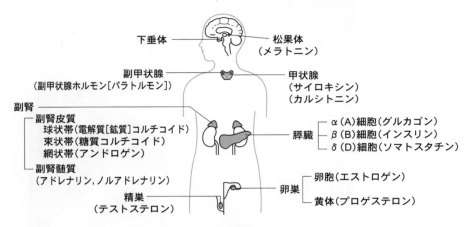

図6-1　全身の内分泌腺とホルモンの種類
（資料：青峰正裕ほか「イラスト解剖生理学実験（第3版）」，東京教学社，2019 より）

　ホルモン分泌の中枢は，視床下部と呼ばれる脳の部位にある．視床下部から分泌されるホルモンは，放出ホルモンと呼ばれ，下垂体に作用する（図6-2）．下垂体から分泌されるホルモンは，刺激ホルモンと呼ばれ，内分泌器官に作用し，ホルモンをつくる指令をだす．

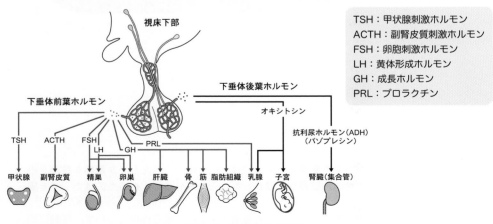

図6-2　下垂体ホルモン
（資料：青峰正裕ほか「イラスト解剖生理学実験（第3版）」，東京教学社，2019 より）

2）ホルモンの種類と働き

主な内分泌器官と分泌されるホルモンの種類と働きについて，表 6-1 にまとめる.

表 6-1　主なホルモンの種類と働き

内分泌器官		種　類	特徴・働きなど
下垂体	前　葉	成長ホルモン	骨や筋肉などの成長の促進
		甲状腺刺激ホルモン	甲状腺ホルモンの分泌を促進
		副腎皮質ホルモン	副腎皮質ホルモンの分泌を促進
		性腺刺激ホルモン	卵胞の発育，排卵，女性ホルモンの産生を促進 精巣の発育，精子形成，男性ホルモンの産生を促進
		プロラクチン	乳汁の分泌，性腺抑制作用
	後　葉	抗利尿ホルモン	水分の再吸収を促進，血管の収縮（血圧の調整）
		オキシトシン	子宮平滑筋を収縮させ分娩を促進，乳汁の放出を促進
甲状腺		甲状腺ホルモン	物質代謝やエネルギー代謝を促進
副甲状腺		副甲状腺ホルモン	血液中のカルシウム濃度の調節
副腎	髄　質	アドレナリン	心臓の収縮力の増大，血圧の上昇
		ノルアドレナリン	末梢血管の収縮力の増大，血圧の上昇
		ドーパミン	脳の神経細胞の興奮（中枢神経系）での伝達物質
	皮　質	糖質コルチコイド	糖新生，血糖の上昇，炎症の抑制，骨吸収の促進
		電解質コルチコイド	ナトリウムイオンの再吸収，体内の水分貯留の促進や血圧の上昇
		副腎アンドロゲン	第二次性徴の発現
膵臓	B細胞	インスリン	血糖の低下，脂肪の合成を促進
	A細胞	グルカゴン	血糖の上昇，脂肪の分解を促進
	D細胞	ソマトスタチン	インスリンとグルカゴンの分泌を抑制 血糖の調節，消化管ホルモンや成長ホルモン分泌を抑制
生殖腺	精　巣	男性ホルモン（アンドロゲン）	筋肉の発達や生殖器の発達を促進
	卵　巣	女性ホルモン（エストロゲン）	子宮の発育，骨の形成，排卵や子宮の収縮を促進
		女性ホルモン（プロゲステロン）	体温の上昇，乳腺の発達，排卵や子宮の収縮を抑制

（1）運動とアドレナリン

　アドレナリン，ノルアドレナリン，ドーパミンは，副腎髄質で分泌され，総称してカテコールアミンと呼ばれる. このうち約 80％はアドレナリン，残りの大部分がノルアドレナリンである. アドレナリンの前駆体がノルアドレナリン，ノルアドレナリンの前駆体がドーパミンである. アドレナリンは，運動と関連し，交感神経の活動が高まると分泌が増え，グリコーゲンの分解，肝臓での糖新生の促進による血糖の上昇，脂肪細胞の分解など

によるエネルギーへの変換やATP合成を促進する.

（2）運動と成長ホルモン

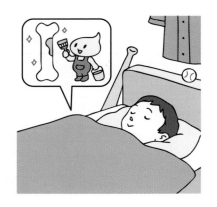

　成長ホルモンは，下垂体前葉で分泌され，骨や筋の成長，細胞の肥大と増殖，エネルギー源となる糖や脂肪酸を増大させる，などの作用がある. 成長ホルモンの分泌は，運動中や睡眠中に増大し，運動中にはエネルギー供給に関わり，睡眠中には骨格筋細胞の修復や回復に関わっている. 成長ホルモンの分泌量や分泌回数は，加齢に伴い減少する.

（3）アスリートと性ホルモン

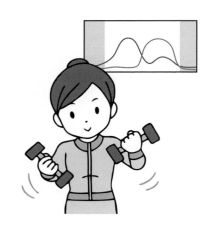

　男性ホルモンは，**アンドロゲン**と呼ばれ，精巣や副腎から分泌される. このうち約90%を占めるホルモンが**テストステロン**であり，女性でも卵巣や副腎から微量に分泌される. テストステロンは，骨格筋を発達させるため，筋肉増強を目的とした不正利用（ドーピング）の対象薬物として扱われている.

　女性ホルモンは，卵巣から分泌され，**卵胞ホルモン（エストロゲン）**と**黄体ホルモン（プロゲステロン）**がある. エストロゲンは，卵胞を育てたり子宮内膜を厚くして，受精卵が着床しやすい環境をつくる. また，骨形成に関わる**成長ホルモンやカルシトニン**の分泌，ビタミンD_3の合成を促すなど，様々な経路から骨代謝に影響をおよぼす. 男性では，アンドロゲンが，酵素によってエストロゲンに変換され，骨の健康に関わる重要な因子であるといわれている. プロゲステロンは，子宮内膜を厚くしたり，体温を上げたりする（排卵日の推定）. また，眠気や倦怠感を感じたり，便秘になりやすかったりするなど，月経前の体調不良の原因になることもある. このようなことから，アスリートでは，ホルモンの影響を考慮し，コンディションがよい時期に合わせて月経を調節することがある（図6-3）.

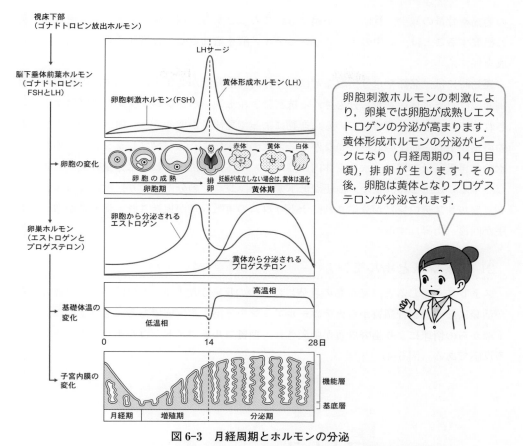

視床下部
（ゴナドトロピン放出ホルモン）

脳下垂体前葉ホルモン
（ゴナドトロピン：
FSHとLH）

卵巣ホルモン
（エストロゲンと
プロゲステロン）

LHサージ

黄体形成ホルモン（LH）

卵胞刺激ホルモン（FSH）

→ 卵胞の変化

赤体　黄体　白体

卵胞の成熟　　排卵　妊娠が成立しない場合は、黄体は退化
卵胞期　　　　卵　　　　黄体期

卵胞から分泌される
エストロゲン

黄体から分泌される
プロゲステロン

基礎体温の
変化

高温相

低温相

0　　　　　　14　　　　　　28日

子宮内膜の
変化

機能層

基底層

月経期　増殖期　　　分泌期

卵胞刺激ホルモンの刺激により，卵巣では卵胞が成熟しエストロゲンの分泌が高まります．黄体形成ホルモンの分泌がピークになり（月経周期の14日目頃），排卵が生じます．その後，卵胞は黄体となりプロゲステロンが分泌されます．

図6-3　月経周期とホルモンの分泌

（資料：青峰正裕ほか「イラスト解剖生理学実験（第3版）」，東京教学社，2019 より）

6.2　パフォーマンス発揮とホルモン

1）運動時のホルモン

　運動中の主なエネルギー源は糖質や脂質である．運動時には，**アドレナリン**，成長ホルモン，**グルカゴン**，糖質コルチコイドなどの分泌が高まる．そうすると，体内に貯蔵されている肝・筋グリコーゲンや脂肪の分解が促され，筋収縮のためのエネルギーが供給される．グルカゴンは，空腹時や運動時などに血糖値が低下すると分泌され，グリコーゲンの分解を促進させ血糖値を上げる．また，脂肪細胞での脂肪の分解を促進し，エネルギー源となる脂肪酸濃度を高める．糖質コルチコイドは，糖代謝に関わるホルモンの総称で，たんぱく質や脂肪の分解を高めたり，糖新生やグリコーゲンの分解を促進させ血糖値を上げる．

　一方，**インスリン**は，血液から細胞へのグルコースの取り込みを促進させ血糖値を下げる．さらに，インスリンは，グリコーゲンや脂質の合成や貯蔵に関わるほか，骨格筋へのアミノ酸の摂り込みを増加させ，筋たんぱく質の合成を促進させる．たんぱく質の合成が分解よりも多い場合には，筋や骨量の増加，造血作用の促進，分解の方が多い場合には筋

の萎縮や骨量の減少，貧血などが起こる．このことから，運動後にアミノ酸と糖質を同時に摂取することは，血中のインスリンとアミノ酸を増加させ，骨格筋でのたんぱく質の合成を促す．

　運動時には，発汗や水分摂取などにより体内の水分量が変化する．運動時の体内の水分調節には，下垂体後葉から分泌される抗利尿ホルモン（バソプレッシン）や腎臓から分泌されるレニンなどが関わっている．運動によって発汗量が増えると，血液量の減少や血液の濃縮が生じ，血圧の低下につながる．体液の減少により，バソプレッシンが分泌され，水分の再吸収量の増加（水分を体内に溜める）や体外に排出される水分量の減少（尿を少なくする）が生じる．また，血圧が低下すると，レニンの分泌により，**電解質コルチコイド**（アルドステロン）が分泌され，ナトリウムの再吸収量が促進され，体液量が増えて血圧が回復（上昇）する．

2）ストレスとホルモン

　ストレスを感じると，私たちの身体には2つの反応が生じる．1つは，交感神経の活動が活発になり，副腎髄質からカテコールアミンを分泌する反応である．もう1つは，視床下部からの情報により副腎皮質が刺激され，**糖質コルチコイド**（コルチゾール）を分泌する反応である（図6-4）．

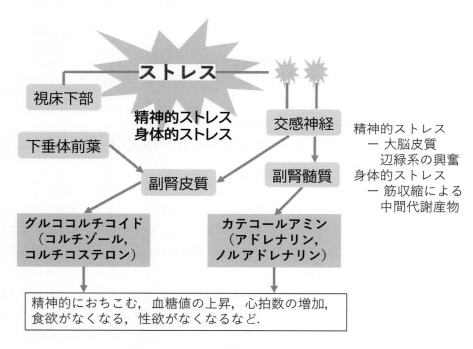

図6-4　ストレス反応によるホルモンの分泌

（資料：春日規克編「運動生理学の基礎と発展」，フリースペース，2018より作図）

　このようなストレスに対する反応により，心拍数や心拍出量の増加，呼吸数の増加，瞳孔の散大，血糖の上昇などが生じる．分泌されたカテコールアミンやコルチゾールは，**ストレスホルモン**と呼ばれる．

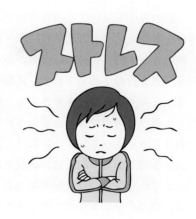

　長期にわたりストレスホルモンが分泌されると，血糖の過剰な上昇（血管にダメージを与える），消化器系での血流の減少（胃炎や胃潰瘍につながる），免疫力の低下や炎症反応などを引き起こすなど，様々な症状や病気につながる．また，アドレナリンは交感神経の伝達物質であるため，分泌のバランスが乱れると，自律神経の働きに悪影響をおよぼす．

　長期的なストレスにさらされると，女性アスリートにおいては，視床下部からホルモンを分泌させる指令が正常に行われず，月経周期の乱れや**無月経**を引き起こすこともある．無月経になると，エストロゲンの分泌が減少し，骨密度の低下につながることが明らかにされている．女性の骨量の経年変化を見ると，骨量の増大時期は，初経がきてエストロゲンが増加する時期と一致し，20歳頃には最大の骨量を獲得する．その後，閉経を迎える50歳頃には，エストロゲンの分泌が減少し，骨量の急激な低下が生じる（図6-5）．したがって，成長期において最大骨量の獲得が低い場合には，閉経後における骨折のリスクも高まることが危惧される．また，近年では，男性アスリートの骨量の低下も問題視されており，成長期における十分な骨量の獲得は，男女いずれのアスリートにおいても重要であるといえる．

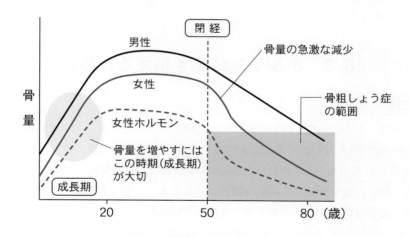

図6-5　年齢による骨量の変化とエストロゲンの変化

3）食欲の調節とホルモン

　脳の視床下部にある摂食中枢や満腹中枢では，血糖や脂肪酸などを介して全身のエネルギー状態を感知し，食欲が調節されている．摂食中枢には，血糖によって抑制され，脂肪酸によって活性化される細胞がある．空腹時には，血糖の低下や脂肪酸の濃度の増加により，摂食行動が誘発される．満腹中枢には，食事による血糖値の上昇や脂肪酸の濃度の減少により，摂食行動をやめるようにはたらく細胞がある．

　小腸などの消化管から分泌される消化管ホルモンも食欲の調節に関わる．また，脂肪細胞から分泌される**レプチン**には，食欲を抑制したり，交感神経の活動を高めて脂肪燃焼を促す作用がある．例えば，睡眠不足が続くと，レプチンの分泌量が減少し，胃から分泌される**グレリン**という食欲を増進させるホルモンが増加することが知られており，睡眠不足は，肥満のリスクを高めると考えられる．レプチンを増やす食べ物には，大豆，ナッツ，レバー，牡蠣などがある．

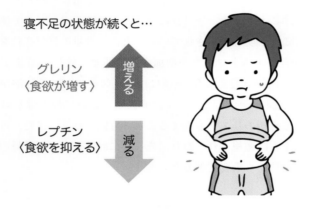

寝不足の状態が続くと…

グレリン
〈食欲が増す〉　増える

レプチン
〈食欲を抑える〉　減る

6.3　ホルモン分泌を整えるために

1）生体リズム

　ホルモンは，1日の中で分泌量が変化する．例えば，成長ホルモンの分泌は，成人では1日のうちに約7〜8回のピークがあり，特に入睡した約1時間後には，大きなピークが生じるといわれている（3章参照）．このような変動は，**日内変動**といい，ホルモンのほかに体温，睡眠，覚醒など多くの生体機能に見られる．この1日周期の行動や生理機能のリズムは，**概日リズム**や**サーカディアンリズム**と呼ばれる．

2）体内時計

　概日リズムは，**体内時計**と呼ばれる生物に内在
する時計によって生み出されている．概日リズム
が乱れると，睡眠障害，日中の眠気，倦怠感，食
欲不振など，身体に悪影響がおよぼされる．ま
た，循環器疾患や様々な疾患の発症リスクを高め
るといわれている．

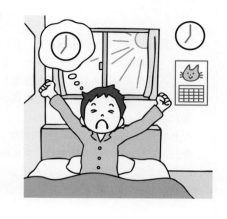

　多くの生物の基本的な生体機能には，昼夜変化
のない条件下でも，ある一定の周期をもったリズ
ムが示され，そのリズムは，ヒトでは約 25 時間
であるといわれている．ヒトは，通常の生活環境
下で，朝に光を浴びることで，体内時計を約 1 時
間進め，24 時間の周期にリセットしている．体内時計をリセットさせる刺激には，光の
ほかに温度，食事，運動，睡眠などがある．体内時計の中枢は，視床下部の視交叉上
核*1 にあり，自律神経活動やホルモンの分泌などによって，概日リズムを調節している．

　体内時計を調節するホルモンにメラトニンがある．メラトニンは脳の松果体*2 から合
成され，抗酸化作用や，覚醒状態と睡眠状態を切り替えて自然な眠りを誘う作用があり，
睡眠ホルモンとも呼ばれている．分泌量は，夜間に多く昼間に少なく，明確な概日リズム
がある．メラトニンは，光の刺激により分泌が抑制され，目覚めてから約 15 時間後に体
内時計の指令により分泌されるといわれている．メラトニンは，全身に時刻情報を伝えて
いる物質であり，深夜まで夜間の照明や光に曝されている場合には，分泌が抑制され，体
内時計の乱れにつながると考えられている．メラトニンの分泌を増やすには，前駆体とな
る**セロトニン***3 というホルモンが必要である．メラトニンとセロトニンは，夜間と昼間
で交互に活性化されるため，昼間にセロトニンを十分に分泌させることが，メラトニンの
分泌量の増加につながる．セロトニンは，日光を浴びることやリズム運動，トリプトファ
ンの摂取などによって分泌が促進される．

＊1　視交叉上核とは，視床下部の前部にあり，概日リズムをつくり，松果体に情報を送っている．全身
　　の様々なリズムを統率し，体内時計の調節に関与する．
＊2　松果体とは，脳の中心部にある小さな器官であり，メラトニンの合成や分泌などを行う．睡眠・覚
　　醒リズムの制御に関与する．
＊3　セロトニンは，松果体でメラトニンの前駆体として存在する．セロトニンは，体内時計の調節や神
　　経系の発達，腸内環境を整えたり，精神面を安定させたりすることにも関与する．

《コラム・こらむ・column》

脳腸相関

　脳と腸は，相互に情報を伝達し，互いに情報を交換したりして，影響をおよぼしている．例えば，腸のはたらきが悪くなると，その情報が脳に伝わり，脳では，腹痛や腹部不快感とともに不安やストレスなどの情動変化も引き起こされる．これらの情動変化が腸へ伝わり，胃痛や腹痛，便秘や下痢といった失調が現れる．

　腸には，多くの内分泌細胞があり，消化管ホルモンがつくられる．腸で生成されたホルモンや感覚情報は脳に送られ（内臓刺激：主に腸から送られる刺激），脳で生成されたホルモンや伝達物質は，平滑筋，神経，免疫細胞などの腸内の様々な細胞に送られる（内臓反応：内臓刺激を受けて引き起こされる脳から腸への反応）．このように，脳と腸は，双方向の伝達経路によって密接に関係しており，これを脳腸相関という．

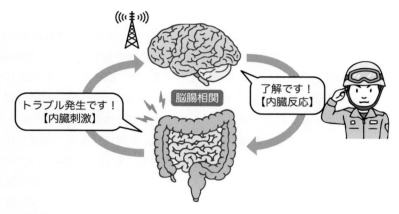

　腸には，体内のセロトニンの約90％が存在している．セロトニンは，腸の蠕動運動の活性化，食欲，睡眠，痛覚の感受性，気分などに関わり，脳腸相関で非常に重要な役割を果たす物質である．腸は，脳からの指令がなくても，複雑な消化機能が，腸管神経系内の神経回路によって自立的に調整されており，生体の恒常性を維持している．このことから，腸は「第二の脳」や「感じる臓器」などと呼ばれている．腸の状態を整えるには，食事において発酵食品，食物繊維，オリゴ糖など腸内細菌を良好に保つ食品を摂ることや，睡眠，運動，ストレスの軽減といった日常の生活の心がけが重要であり，腸内環境への効果は，脳にも好影響をおよぼすと考えられる．

第7章 アスリートへの栄養教育

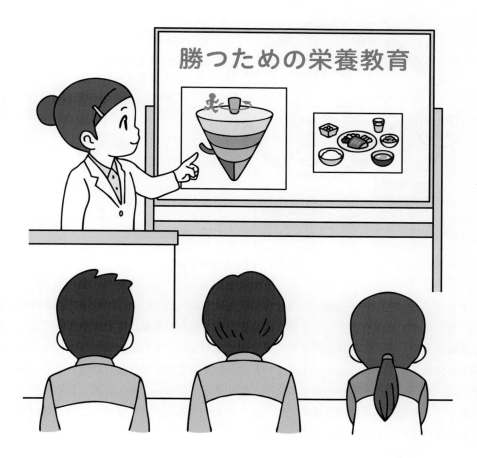

　　アスリートの栄養管理を行うには，アセスメント→計画→実施→評価といったマネジメントサイクルを理解して，計画的に行うことが大切です．最終ゴールを目指し，何が問題なのか，何を実施するのか，その経過で何を評価していくのかを明確にすることによって，栄養教育の効果や課題がみえてきます．また，成果を上げるためには，アスリートの行動変容を促す理論・技法の活用も必要です．

　　この章では，アスリートの栄養マネジメントと行動変容技法について学びます．

7.1　スポーツ栄養マネジメント

　スポーツ栄養のマネジメントの基本は，通常の栄養教育同様，計画（plan），実施（do），評価（check），改善（act）の **PDCA** サイクルを回すことである（図7-1）.

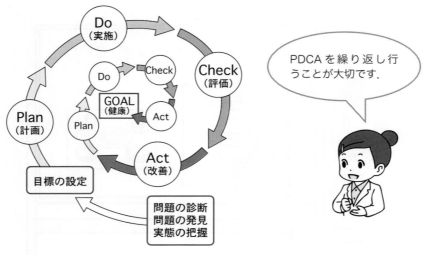

図7-1　PDCA サイクル

　アスリートにとって，食事はトレーニングの一部とはいえ，毎日のことで嗜好性も強く，楽しみの１つでもある．一方的な指導は，食事摂取の効果以上にストレスにさらされる危険性もあり，食事自体が苦痛になっては意味がない．また，食行動の変容は，アスリートの知識・意識によるものが大きく，１回の栄養教育だけでの食行動変容やその維持は難しい．また，食行動変容の効果は必ずしも即効性ではないので，短期・長期にわたりモニタリングしながら計画的に進めていくことが大切である．ここでは，この一連のマネジメントを行うのに必要な流れについて説明する.

1）スポーツ栄養マネジメントの実施

　スポーツ栄養マネジメントの流れを，図7-2に示す．まずは，対象を選定（スクリーニング）し，必要なアセスメントを行い，問題点の抽出を行う．その問題点の改善に向けた栄養教育，食事提供，食環境に関する計画（栄養ケア計画）を立て，実施する．経過をモニタリングしながら，その都度評価し，効果が出るように修正していく．この流れの各項目について詳細に説明をしていく.

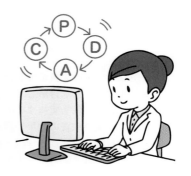

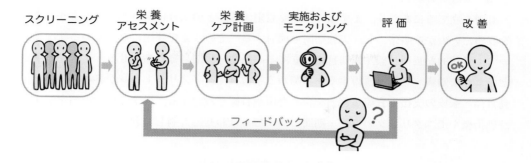

図 7-2　栄養マネジメントの流れ

(1) スクリーニング

　スクリーニングとは，マネジメントを行う対象者を選別することである．チームの依頼に応じて，レギュラーチームや強化選手を対象とする場合もあれば，アセスメントによりリスクの高いアスリートを選別することもある．例えば，持久系競技でスタミナが必要な場合に，鉄欠乏性貧血や潜在性鉄欠乏性貧血のアスリートは，競技成績の向上を見込みにくい．そこで，貧血調査を行い，貧血の疑いがあるアスリートを抽出する．また，日々の身体組成のデータとあわせて，アスリートの状態を常に見ている指導者，コーチなどから競技成績の伸び悩みや身体組成の状況に改善の余地があるアスリートについて協議し，対象の選別を行う．

(2) 栄養アセスメント

　対象のアスリートに対し，身体状況，食事調査，血液検査等を行う．アセスメント結果を整理し，問題点を抽出する．問題点の緊急性，優先順位を考慮し，改善したい状況と問題行動を関連付ける（表7-1）．

表7-1　アスリートのアセスメント項目（例）

身体計測	身長，体重，体脂肪率，体脂肪量，除脂肪体重
生化学検査	血液検査（必要に応じて）
食事調査	栄養素等摂取状況 食品群別摂取量 食事バランス，食習慣，サプリメントの摂取状況
食に関する個人要因	食知識・食態度・食スキルの状況
食環境調査	居住形態，食べ物の入手状況，家族の支援状況
生活時間調査	エネルギー消費量，生活リズム
トレーニング調査	トレーニングの実施状況，体力測定

(3) 栄養教育計画

　計画を立てるにあたり，まずはゴールを設定する．どの試合に向けて，どのような成績を収めたいのかを明確にし，実施期間も検討する．そのうえで課題になっている状況について，具体的な長期目標，短期目標を立てる．長期・短期目標とあわせて，アスリートがどのような知識・意識を習得するかに関わる学習目標，アスリート自身が日々実践する行動目標，家族の支援や食環境整備を含めた環境目標を設定する．表7-2に計画例を示す．評価指標やモニタリングの方法・期間についても合わせて計画しておく．

表7-2　栄養教育計画（例）

【ゴール】県大会優勝			
【具体的課題】・競技後半までのスタミナ持続　・筋力の向上			
【実施目標】	【学習目標】	【行動目標】	【環境目標】
・アスリートおよびその保護者に対し，栄養教育を実施する． ・目標設定のための個別相談を行う．	・自分の適切な食事量の把握． ・補食の量・内容と摂取タイミングを知る．	・主食を茶碗2杯食べる． ・トレーニング前後に補食をとる． （あくまでも，アスリート自身が実践できることを協議する）	・練習前の補食（おにぎり）をマネジャーが準備する． ・保護者が，牛乳・乳製品，果物を常備する．
【評　価】 　モニタリング：行動目標の達成状況，体重，体脂肪率，体脂肪量，除脂肪体重 　評価期間および項目：3ヶ月おきに，身体測定，食事調査，面談			

(4) 実施およびモニタリング

　計画を実施し，モニタリングを行う．モニタリングは，アスリート自身がセルフモニタリングで行えるもの（体重や体脂肪率の測定，行動目標の達成状況，トレーニング日誌等）と栄養士による面接，食環境の確認等がある．モニタリングの段階で，行動目標がなかなか実行できていない場合は，面接により，できない状況をヒアリングし，引き続き同じ行動目標を促すのか，もう少し簡単に実践できそうな具体的な行動目標に変更をする．また，体重の増加や減少がみられる場合，その状況が望ましい変化なのか検討し，食事内容の見直しや行動目標の修正について検討する．

(5) 評　価

　モニタリングデータと合わせて，定期的に評価のためのアセスメントを行う．目標の達成状況，ゴールに向けて順調な経過をたどっているのかについて検討する．この結果次第で，目標の継続か変更を考えていく（フィードバック）．

(6) 改　善

　評価をもとに，改善できた項目，できなかった項目について，指導者・アスリートとも協議し，計画の継続・修正について検討する．

《コラム・こらむ・column》

ある選手の栄養マネジメント実践例

　選手はオリンピックを目指して練習に励んでいたが，成績が伸び悩んでおり，サポートの依頼があった．

　サポートに際し，管理栄養士，スポーツドクター，運動生理の専門家，理学療法士，臨床心理士等によるサポートチームを結成した．それぞれの分野でアセスメントを行い，問題点と課題を抽出し，計画について協議した．その中の栄養サポートを中心にまとめた．

栄養アセスメント	身長，体重，体脂肪率，血液検査， 生活時間調査，食事調査（写真法） 〈問題点の抽出〉 　身体状況 ⇒ 低体重，筋肉量が少ない 　血液検査 ⇒ 低栄養，貧血傾向 　食事調査 ⇒ 1日2食，昼は主食のみ，炭酸飲料を多飲 〈課題〉 　食事量を増やし，トレーニングを計画的に行うことによって，貧血 　傾向の改善と筋力量のアップを図る．
栄養ケア計画	〈ゴール（長期目標）〉 　オリンピック出場 〈行動目標（食事）〉 ①1日3食を食べる． ②練習前後に補食をとる． ③嗜好飲料を牛乳または100％果汁ジュースにかえる．
実施および モニタリング	・3ヶ月ごとに身体計測，血液検査，食事調査を行い， 　結果についてフィードバックした． ・行動目標に関しては日誌をつけてもらい，1週間に1回程度面接を 　行った．改善がみられない場合，できそうな内容に変更した．
最終評価	1年半のサポートの結果 〈影響評価〉 ①1日3食摂ることができるようになった． ②練習前後に補食をとることができるようになった． ③嗜好飲料を牛乳または100％果汁ジュースにかえた． 〈結果評価〉 ①オリンピックに出場できた． ②貧血傾向が改善された． ③除脂肪体重が3kg増加した． 〈本人のサポートに対するコメント〉 ①食事内容を改善したこと，トレーニングを計画的に行うことで， 　筋力が増え，競技のパワーアップが図れた． ②スタミナがアップし，競技の最後まで集中力を保てるようになっ 　た．

7.2　食行動科学

　単発の栄養教育で食行動変容がみられればよいが，食事は嗜好や習慣によって身についたものであり，変容することは難しい．そこで，活用できる食行動科学の理論や技法について紹介する．

1)　目標設定

　アセスメントにより抽出したアスリート自身の問題点を，食事の中で具体的に何をしたらよいのか明確にする．日々の実践は，アスリート自身が行うことから，その目標設定もアスリートを交えて十分協議をし，できるところから変えていくようにする．

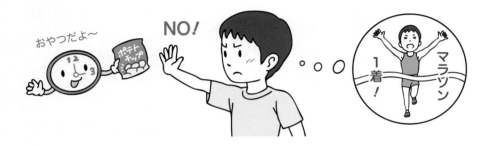

2)　セルフモニタリング

　体重や体脂肪量は，測定時間を決め，アスリート自身が測定し，グラフに記入する．自分の状態に気づき，自己評価，自己強化が期待できる．また，1)の目標設定で決めた目標が守れているか，○×で付けていくことも行動を促す1つの方法である．

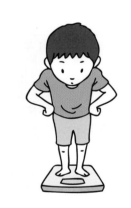

3)　オペラント強化法

　目標を点数化して競わせたり，望ましい行動ができたらほめる．目標達成に対するご褒美を自ら設定することで，行動変容に対するモチベーションを維持させる．

4)　刺激統制法

　避けたい刺激（お菓子やアルコール等）は遠ざけるために，買い置きしない，見えるところに置かない．逆に，積極的に食べたいものは，買い置きしたり，目につくところに置いておく．

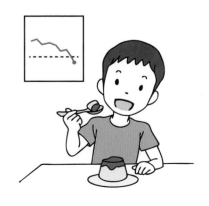

5）習慣拮抗法

あらかじめよくない食行動をしたくなった場合に備え，その代わりの行動を設定しておく．

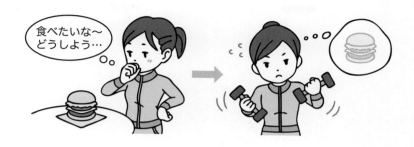

6）ソーシャルサポート

1人で行動変容を維持していくことは難しいことから，家族や身近な人物はいるのか，支援が得られるかを検討する（図7-3）.

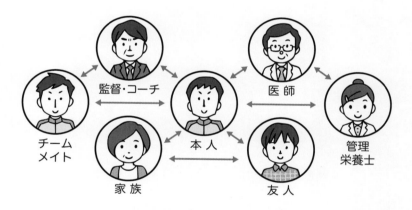

図7-3　ソーシャルサポートの例

第8章 スポーツ栄養の食事の考え方と基本

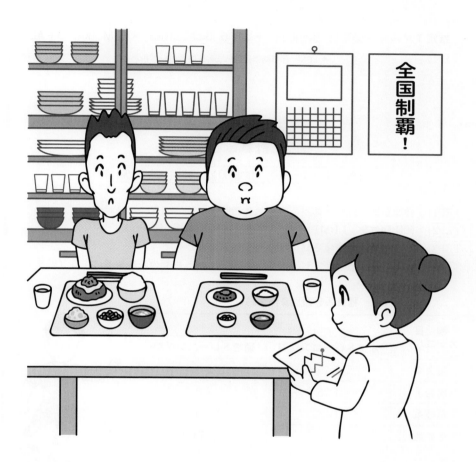

　　アスリートの栄養管理といっても，結局は「毎日何を食べるか」です．寮や食堂で管理栄養士がサポートしてくれる環境であればいいですが，実際には，家族が準備をしたり，自分で調達することになります．アスリートが何をどれだけ食べればよいのか，専門的な知識がなくても日々実践できるように，具体的に何を食べるのかを分かりやすく伝える必要があります．
　　この章では，スポーツ栄養の食事の基本と考え方について学びます．

8.1　アスリートの推定エネルギー必要量の算定

　アスリートは一般人に比べて，運動による消費量が多く，身体づくりのために多くのエネルギーを必要とする．また，身体組成も違うことから，エネルギー必要量の算定も，国立スポーツ科学センター（JISS）が推奨している式を用いることが多い．

推定エネルギー必要量（kcal/日）= 28.5（kcal/LBM）×LBM（kg）×PAL

＊LBM=除脂肪体重，PAL=身体活動レベル

《コラム・こらむ・column》

実際に計算してみよう

例）サッカー選手，体重60 kg，体脂肪率10 %

STEP1　**体脂肪量（kg）= 体重（kg）×体脂肪率（%）÷100**
STEP2　**除脂肪体重（LBM）（kg）= 体重（kg）−体脂肪量（kg）**
STEP3　選手の種目の**身体活動レベル（PAL）**を求める．
　　　　タイムスタディ等で算出できない場合はJISS推奨の表を参考にする（表8-1）．

表8-1　種目系分類別身体活動レベル

種　目 カテゴリー	期分け	
	オフトレーニング期	通常トレーニング期
持久系	1.75	2.5
瞬発系	1.75	2.0
球技系	1.75	2.0
その他	1.5	1.75

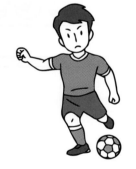

STEP4　この選手の1日の推定エネルギー必要量は？
　=28.5（kcal/LBM）×LBM（kg）×PAL
　=［　　　　　　　　］kcal/day

8.2　アスリートのエネルギー産生栄養素バランス

　推定エネルギー必要量が算定できたら，次はエネルギーを何から摂るのかについて考える．前述（第3章）のとおり，エネルギーを産生できるのは，糖質（炭水化物），脂質，たんぱく質であることから，それぞれのバランス（割合）を考えることが必要である．「日本人の食事摂取基準（2020年版）」では，**エネルギー産生栄養素バランス**（%エネル

ギー）について，表8-2の様に示している．

表8-2　エネルギー産生栄養素バランス（%エネルギー）

年　齢	目標量		
	たんぱく質	脂　質	炭水化物
3～17歳	13～20	20～30	50～65
18～49歳	13～20	20～30	50～65
50～64歳	14～20	20～30	50～65
65歳以上	15～20	20～30	50～65

（資料：厚生労働省「日本人の食事摂取基準（2020年版）」の表を改変）

　日本人のエネルギー産生バランスは，諸外国に比べ糖質が多く，アスリートに適したバランスといえる．アスリートにおいても，糖質を55～60%程度確保し，脂質を20～30%，たんぱく質は第3章で述べたように体重当たりで算出し，15～20%の割合で摂取する．

8.3　アスリートの糖質目標量

　表8-2のエネルギー産生バランスに加えて，表8-3の糖質の目標も考慮する．
　トレーニングの強度や種目により，糖質の量について妥当かどうか検討が必要である．

表8-3　目標となる糖質の摂取量

タイミング	状　　況	1日の摂取目安量 （g/kg体重）
低強度のトレーニング	調整期や技術練習	3～5
中強度のトレーニング	強度の運動プログラム	5～7
高強度のトレーニング	持久性運動 例）1日1～3時間の中～高強度の運動	6～10
かなり高強度のトレーニング	非常に強い運動 例）1日4～5時間の中～高強度の運動	8～12
グリコーゲンローディング[1]	90分以上強度の高い運動を行う試合の準備	10～12

（Burke LM ,et al.:Carbohydrates for training and competition, J .Sports Sci.,29:S17-27, 2011. を一部抜粋）

＊1　グリコーゲンローディング：p.122参照

8.4　アスリートのたんぱく質目標量

　表8-2のエネルギー産生バランスに加えて，表8-4のたんぱく質の目標も考慮する．た
んぱく質の目標量は，種目に応じて，体重当たりで算出する．

表8-4　目標となるたんぱく質の摂取量

競技の種類	1日の摂取目安量 （g/kg 体重）
持久系	1.5
球技系	1.75
瞬発系	2.0

（資料：JISS より）

《コラム・こらむ・column》

実際に計算してみよう

例）サッカー選手，体重 70 kg

たんぱく質の目標量（g/日）＝ 体重当たりの目標量（　　　）g×体重（kg）
　　　　　　　　　　　　　＝（　　　　　　）g/日

8.5　アスリートの栄養素目標量

　アスリートの栄養目標量は，「日本人の食事摂取基準（2020年版）」と比較して，多く
設定されている．その中でも特に注目したい栄養素について，表8-5に示した．

表8-5　栄養素の目標量例（サッカー選手，男性，17歳，3,500 kcal の場合）

	食事摂取基準（推奨量）	アスリートの目標量
鉄	10.0 mg	15〜20 mg
カルシウム	800 mg	1,000〜1,500 mg
ビタミン B$_1$	0.54 mg/1,000 kcal	0.54 mg/1,000 kcal
ビタミン B$_2$	0.60 mg/1,000 kcal	0.60 mg/1,000 kcal
ビタミン B$_6$	0.023 mg/g たんぱく質	0.023 mg/g たんぱく質
ビタミン C	100 mg	200 mg

（資料：厚生労働省「日本人の食事摂取基準（2020年版）」，小林修平，樋口満編「アスリートのための栄養・食事ガイド（3版）」，第一出版，2014 より作成）

8.6 アスリートの食品構成

　推定エネルギー必要量，糖質・たんぱく質の目標量が決まったら，表8-5で述べた栄養素の目標量も加味し，食品群別の目安（食品構成）を作成する．表8-6に示すのは，サッカー選手（男性，17歳，3,500 kcal）の食品構成例である．食品構成をもとに，食事調査結果の評価や食事計画をたてる．

表8-6　エネルギー量別の食品構成例（サッカー選手，男性，17歳，3,500 kcal）

穀　類（g）	550	豆　類（g）	90	乳　類（g）	500
いも類（g）	100	魚介類（g）	80	果実類（g）	300
緑黄色野菜（g）	150	肉　類（g）	120	砂糖類（g）	25
その他の野菜（g）	250	卵　類（g）	70	油脂類（g）	35

8.7 アスリートの食事の基本

　アスリートの食事の摂り方の基本は，「主食」＋「主菜」＋「副菜」＋「牛乳・乳製品」＋「果物」である（図8-1）．

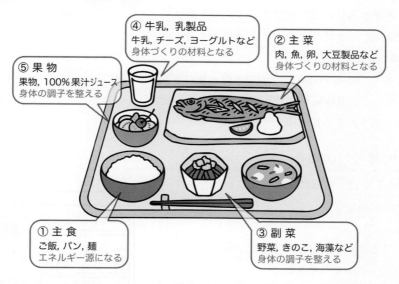

①主　食	②主　菜	③副　菜	④牛乳・乳製品	⑤果　物
エネルギー源	筋肉・骨・血液の材料	体調を整える骨・血液の材料	筋肉や骨の材料	抗酸化作用エネルギー源
ご飯・パン・めん類など	肉・魚・卵・大豆製品など	野菜・きのこ・海藻・いもなど	牛乳・ヨーグルト・チーズ	果　物

図8-1　食事の基本（役割と主材料）

　「主食」はご飯，パン，麺であるが，エネルギー確保のため，しっかり摂ることが大切である．「主菜」は，肉，魚，卵，豆・大豆製品であるが，肉類に偏ることなく，様々な種類を組み合わせて摂りたい．図のように，肉や魚は1切れ程度の大きさで，大豆製品を小鉢で取るイメージである．「副菜」は野菜，海藻，いも類であるが，最低2皿は揃えたい．

　小鉢1つと野菜たくさんのスープでもよい．「牛乳・乳製品」は，牛乳，ヨーグルト，チーズであるが，カルシウム補給のためにも1日3回は摂りたい．果物もエネルギー確保のためにも1日3回摂りたい．果物の調達が難しい場合は，100％果汁ジュースでもよい．

8.8　アスリートの食事のそろえ方

1）家族と同居の場合

　家族の食事が，「主食」（ご飯1杯）＋「主菜」（1品）＋「副菜」（1品）がそろっていると仮定して，アスリートの食事は，「主食」をしっかり摂るために，ご飯2杯かどんぶり1杯程度は最低でも摂りたい．「主菜」は肉または魚料理に加えて，冷ややっこや納豆・ゆで卵などを1品つける．「副菜」はもう1皿欲しいので，主菜のつけ合わせに野菜をつけたり，野菜たくさんの汁をつける．これに，「牛乳・乳製品」と「果物」を1日3回つける．

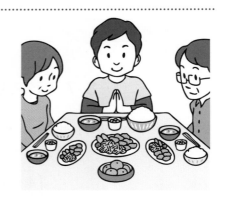

　品数を多くつくるのは大変なので，冷蔵庫に大豆製品（豆腐・納豆），卵，牛乳，ヨーグルト，チーズ，100％果汁ジュースを常備し，必要な食べ物をアスリート自身が家族の食事にプラスするようにする．

2）1人暮らしの場合

　1人暮らしでは，簡単に食事の基本が整うように，以下の食品を常備しておくと便利である．

主　食

- ご飯はまとめて炊いて冷凍庫に小分けしておく．冷凍うどんを常備する．
- 日持ちのする乾麺はご飯がない時に重宝する．

主　菜

- 卵，ハム・ソーセージ，納豆・豆腐，卵を冷蔵庫に常備しておく．
- 魚の缶詰も便利である．肉もまとめて購入

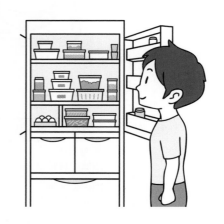

し，小分けにして冷凍しておく．

副 菜

- 洗うだけで食べられる野菜やカット野菜を利用すると手間が省けて便利．
- キムチ，モズク酢，めかぶ酢などにきゅうりや茹でたオクラを入れると簡単に副菜ができ，ご飯のお供にもなる．ひじきやわかめの乾物も戻して使えるので便利である．
- 野菜が何もない時や調理する時間がない時のために，野菜ジュースも常備しておく．

牛乳・乳製品，果物

- 牛乳，チーズ，ヨーグルト，果汁100％ジュースも冷蔵庫に常備しておく．

調味料

- 誰でもおいしくつくれる万能調味料（めんつゆ，味・塩こしょう，焼き肉のたれなど）を常備しておくと，簡単に料理ができる．

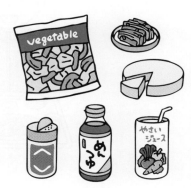

電子レンジの活用

- 野菜をゆでる作業も電子レンジで済ませると時短になり，鍋を洗う手間が省ける．

3）寮・寄宿舎の場合

　寮や寄宿舎の場合，同じ量のおかずが準備されることが多い．そこで，個人の体格や運動量にあわせて摂取量を加減できるように以下のものを準備したい．

主 食

- ご飯はおかわり自由にする．ご飯がすすむように，梅干しやふりかけ，キムチなどが自由に摂れるとよい．

主 菜

- ゆで卵，納豆，冷奴などを準備する．

牛乳・乳製品，果物

- 牛乳，チーズ，ヨーグルト，果汁100％ジュースも自由に摂れるとよい．

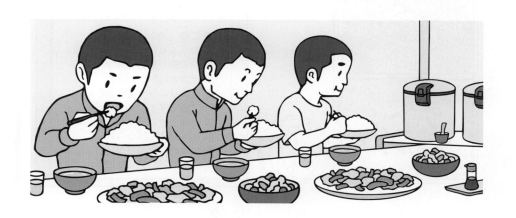

4) 外食を利用する場合

「主食」＋「主菜」＋「副菜」がそろいやすい定食ものを選ぶ．単品メニュー（どんぶり等）の時には，小鉢やサラダをつける．牛乳・乳製品，果物は補食として摂る．

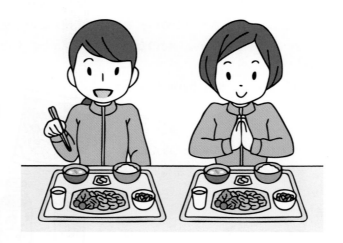

5) 弁当の場合

弁当の場合，エネルギー量に応じた弁当箱を用意する．例えば，1,000 kcal のお弁当をつくるためには1,000 mL の容量の弁当箱を準備する．その弁当箱の半分にご飯をしっかり詰め，残りの1/3に主菜のおかず，残り2/3に野菜のおかずをつめるとバランスよく栄養素がとれる．これに果物や牛乳をたすとよい（図8-2）．

市販の弁当を購入する際は，幕の内弁当を選ぶと「主食」＋「主菜」＋「副菜」がそろいやすい．これに果物や牛乳をたすとよい．弁当を外注する場合は，あらかじめ揚げ物ばかりにならず，野菜を多く入れてほしいと要望しておくとよい．

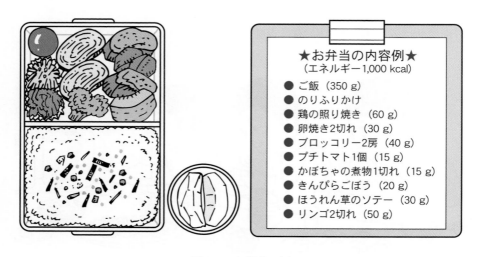

★お弁当の内容例★
（エネルギー1,000 kcal）
● ご飯（350 g）
● のりふりかけ
● 鶏の照り焼き（60 g）
● 卵焼き2切れ（30 g）
● ブロッコリー2房（40 g）
● プチトマト1個（15 g）
● かぼちゃの煮物1切れ（15 g）
● きんぴらごぼう（20 g）
● ほうれん草のソテー（30 g）
● リンゴ2切れ（50 g）

図 8-2　お弁当の例

6）遠征先・合宿所の場合

（1）ビュッフェ形式の場合

遠征先がビュッフェ形式の場合，「主食」＋「主菜」＋「副菜」＋「牛乳・乳製品」＋「果物」がそろいやすい．しかし，選手によっては，茶色のたんぱく源ばかりを摂ったり，どれだけの量を食べたか分からず，食べすぎる傾向にある．事前に摂り方について教育をしておく必要がある．

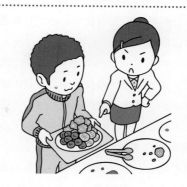

（2）定食型の場合

事前に食事の時間，内容について対応可能か確認しておく．表8-7のようにこちらの要望を伝え，準備が難しい場合は，現地で調達する．

表8-7　合宿先でチェックしたいこと

食事時間	・試合の時間に合わせて，食事時間の変更は可能か
食事の場所	・他の宿泊客と同じフロアかどうか
献立内容	・エネルギー，たんぱく質の量は十分か ・脂肪の多い部位や揚げ物料理が多くないか ・十分な量の野菜は提供されているか ・果物・乳製品は提供されているか
献立の変更	・献立の追加や変更，個別の対応は可能か ・持ち込みが可能か
食料調達の場所	・近くにスーパーがあるか確認をしておく

7）海外遠征の場合

　海外の遠征先の食事が必ずしも選手の口に合うとは限らない．

　その際に，食べるものが無くて困らないように，遠征先の国の食事や日本食の材料の購入ができるか，事前に情報収集しておく必要がある．また，携帯しやすい日本食を持参すると，いざというときに非常に便利である（表8-8）．また，海外の場合，衛生状態が悪い国もあるので，生水は飲まない．生水で洗った生野菜や果物は食べない．生ものや屋台での食事も控える．選手自身の手洗い・うがいも徹底する．

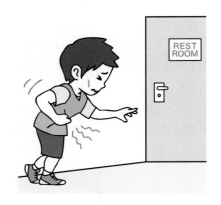

表8-8　海外遠征に持参すると便利な食材・食品

インスタントご飯 アルファ米	アルファ米はお湯で戻すだけで便利． 糖質の確保が難しい時に便利．ご飯は必需品．
お茶漬け・ふりかけ・ 梅干し・のり	ご飯をおいしく食べるお供に．
調味料	和食が食べられない環境では，味を変更できて， 食欲がすすむ．
スポーツドリンク	海外でも買えるが，味が違うので，持参した方が安心．

第9章 運動種目別の栄養管理

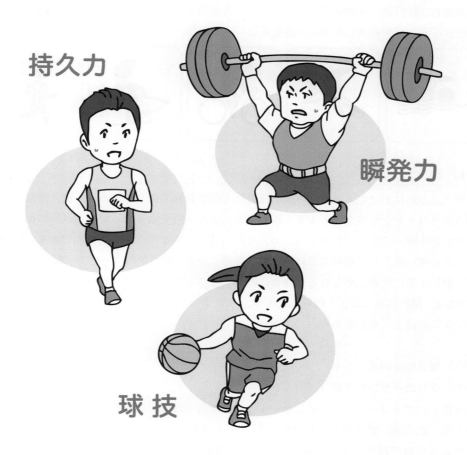

持久力

瞬発力

球技

　アスリートは，試合でよいパフォーマンスを発揮するため競技特性を考慮した身体づくりを行う必要があります．エネルギー供給系や身体組成に着目することによって，各種目で求められる能力を理解することができ，栄養補給計画の立案を行うことができます．運動種目別で栄養管理を計画しつつもアスリート個々の状態を把握することが重要であり，種目によっては特有の疾患を予防することを考慮する必要があります．
　この章では運動種目別の栄養管理について学びます．

9.1　持久系運動の栄養管理

　持久系運動には陸上競技や競泳，スピードスケートの長距離種目，トライアスロン，自転車ロードレース，クロスカントリースキーなどの種目が挙げられる．これらの種目は，比較的低い強度の運動を一定のスピードで長時間継続することが求められる．このような特性をもつ種目は，練習時や試合時において大量のエネルギーが必要となるため摂取量や摂取タイミングを考慮した栄養補給をするべきである．

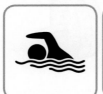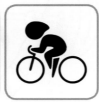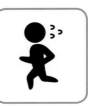

1）理　論

　持久系運動におけるエネルギー供給機構は有酸素過程であり，筋肉や肝臓に貯蔵されているグリコーゲンを主なエネルギー源とする．また，持久系運動は瞬発系運動に比べて脂肪をエネルギー源として利用するため長時間に渡るエネルギー供給が可能である．体脂肪をエネルギー源として利用するには糖質が必要になるため，グリコーゲンの貯蔵量を十分な状態にすることが求められる．身体に貯蔵することができるグリコーゲンの量は肝臓に約 100 g，筋肉に約 250 g と限られており，試合までに貯蔵量を高めておくことがパフォーマンスの向上に有効である．

（1）栄養補給のポイント

①　グリコーゲンの貯蔵

　運動中にグリコーゲンが枯渇しないように運動前や運動中の糖質補給を適切に行う必要がある．混合食，低糖質食，**高糖質食**[*1] をそれぞれ摂取し 75%$\dot{V}O_2$max 強度で疲労困憊に至るまでの時間を検討した研究では，高糖質食の摂取によって運動継続時間が最も長く，筋グリコーゲンの貯蔵量も最も高い状態であったことを示している．したがって，持久系運動のパフォーマンス向上のためには高糖質食の摂取により筋グリコーゲンを高めておくことが有効であると考えられる．そのため長時間の持久系運動を行う場合は，**グリコーゲンローディング法**（p. 122 参照）を実施することにより試合前に筋グリコーゲンを増大させておくことが重要となる（表 9-1）．

[*1]　高糖質食とは，エネルギー産生栄養素バランスを糖質 70 % 以上，たんぱく質 10〜15 %，脂質 10〜20 % の食事である．

表9-1　筋グリコーゲンと持久力

食　事	筋グリコーゲン量（g/100 g）		持久力（分）
	持久力テスト前	持久力テスト後	
①　低糖質食	0.63	0.13	57
②　混合食	1.75	0.17	114
③　高糖質食	3.31	0.43	167

②混合食のテストを行い，次いで①低糖質食（高脂肪，高たんぱく質食），③高糖質食のテストの順に同一被験者を用いて行った．それぞれの食事は②を1日のみ，①と③を3日間摂食させた．持久力は，自転車エルゴメーターを75% $\dot{V}O_2$max でこげる時間により判定した．

②　貧血の予防

　持久系運動を実施するアスリートは，体脂肪量が少ないと競技に有利であると考えられ減量することが求められる．そのため，日常から厳格な体重管理を行うこともあるが，その際にも栄養バランスを整えた食事を心がけ，食事量の減少による栄養素の摂取不足が生じないように注意すべきである．減食や絶食，偏った食事による体重管理は様々な症状や障害を引き起こすことがある．特に，持久力の維持には鉄分の摂取が重要となる．運動中に息切れやめまいがするなど貧血の症状を感じるとパフォーマンスを阻害する原因になる．

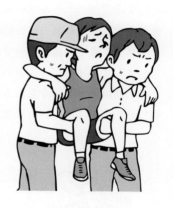

③　疲労骨折の予防

　同じような衝撃が骨の特定部位に繰り返し加わる種目では，疲労骨折を発症するリスクが高い．また，汗から大量のカルシウムを損失するため摂取量を増大させる必要がある．疲労骨折を予防するためには，カルシウムの摂取が重要となる．また，糖質の摂取量が不足することにより身体の材料となるべきたんぱく質がエネルギー源として利用されてしまい，ケガの発症につながる．したがって，糖質およびたんぱく質の適切な摂取が必要である．

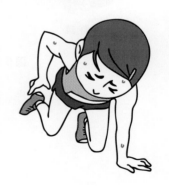

(2)　具体的な献立作成のポイント
①　エネルギー摂取量の目安

　国立スポーツ科学センター（JISS）において，アスリートの推定エネルギー必要量の推定式が示されている．アスリートの基礎代謝基準値（28.5 kcal/kg 除脂肪体重/日）に除脂肪体重を乗じることで基礎代謝量を推定する．推定基礎代謝量に種目系分類別身体活動レベル（オフトレーニング期：1.75，通常練習期：2.50）を乗じることによって推定エネ

ルギー必要量を算出することができる（8章，表8-1参照）．算出された推定エネルギー必要量を目安にエネルギー摂取量を設定する．

②　糖質摂取量を確保するための工夫

　糖質の摂取量を増やすためには穀類，いも類，果物を積極的に摂ることが大切である．一方で，揚げ物やルーを使った食事などは脂質の比率を高める要因になるため，高糖質食を実施する際には控えるべきである．

　また，糖質の摂取量が増加するためビタミン B_1 の摂取量も増やす必要がある．ビタミン B_1 は，豚肉や玄米，大豆に多く含まれている．主食であるご飯やパン，麺類の量を増やし，油脂類の量を減らすことによって，糖質の目安量を摂取する必要がある．

　持久系運動のエネルギー源として糖質が重要であることを述べてきたが，運動直前（30分程度前）での多量の糖質補給には注意が必要である．糖質摂取後の血糖値上昇によってインスリン濃度が高い状態で運動を開始すると血糖値の急激な低下により低血糖状態を引き起こしてしまう（**インスリンショック**）．低血糖による身体への影響によりパフォーマンスの妨げになる場合もある．したがって，血糖値の上昇が緩やかな食品を選択したり，糖質補給のタイミングを考慮する必要がある（図9-1）．

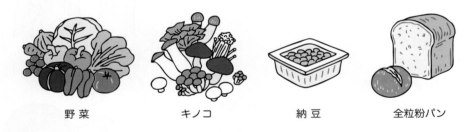

野菜　　　　キノコ　　　　納豆　　　　全粒粉パン

図9-1　血糖値の上昇が緩やかな食品（例）

2）実践・栄養補給量の考え方

（1）現在の身体組成の把握

対　象	陸上長距離選手　年齢20歳（男性）
身体状況	身　長168 cm,　　体　重58 kg, 体脂肪率12 %, 体脂肪量7.0 kg,　除脂肪量51.0 kg
生活活動記録	5：00　　　　　起床・補食・準備 6：00〜7：30　朝　練 8：00〜8：30　朝　食 9：00〜16：30　授　業（12：00　昼食） 17：00〜19：00　練　習 20：00　夕　食 22：30　　　　　就　寝
1日での消費エネルギー量	3,500 kcal

①　個人目標

2ヶ月後の試合期に向けてトレーニングを行いながら体重管理として体脂肪率を2%減少させる.

②　食生活状況

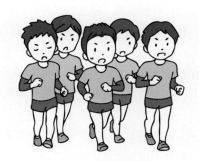

・試合期に向けて体重管理を行いながら，高強度トレーニングや長距離走といった激しいトレーニングを行っている．自炊を心がけているが，1人暮らしのため惣菜の購入や外食になることが多い．特に，揚げ物などの油が多い料理や食材を選んでしまう.

（2）栄養補給計画

①　十分なエネルギー摂取量の設定

減量のためにはエネルギー出納を負の状態にすることが求められる．2ヶ月後に体脂肪率を2%減少させるには約1.2 kg体重を減少させることになり，現在より1日あたり144 kcal減らす．エネルギー摂取量は，脂質摂取量を少なくすることで調整する.

②　糖質摂取量の確保

日常的なトレーニングからの回復のためには，エネルギー消費量が大きい持久系運動で7〜10 g/kg体重の糖質を摂取することが推奨されている．減量中においても持久系運動では適切な糖質補給が重要となる.

実践例（持久系運動時）の栄養補給計画

	1日の平均的な栄養素等摂取量	栄養補給量の設定
エネルギー（kcal）	3,600	3,300
たんぱく質（g）	108（1.9 g/kg 体重） エネルギー比率　12 %	107（1.4～1.8 g/kg 体重） エネルギー比率　13 %
脂　質（g）	132 エネルギー比率　33 %	81 エネルギー比率　22 %
炭水化物（g）	450（7.8 g/kg 体重） エネルギー比率　55 %	536（7～10 g/kg 体重） エネルギー比率　65 %
カルシウム（mg）	700	800 以上　耐用上限量 2,500
鉄（mg）	8.8	7.5 以上　耐用上限量 50
ビタミン A（μgRAE）	650	850 以上　耐用上限量 2,700
ビタミン B_1（mg）	1.1	1.4 以上
ビタミン B_2（mg）	1.4	1.6 以上
ビタミン C（mg）	110	100 以上

（3）行動計画（献立の工夫）

　体重 60 kg のアスリートであれば，日常的な回復に必要な糖質量（体重 1 kg あたり 7 g）として 420～600 g が必要となり，1 杯 150 g のご飯（糖質 55 g）で 8～11 杯程度に相当する．一度の食事に多くの量を摂取することが苦手な場合は食事の回数を増やしたり，朝練前や夕方の練習の前に補食で糖質の含有量が多いものを摂るなどの工夫をする．

- 持久系トレーニングに伴いエネルギー消費量が高まるものの，体重管理として特に体脂肪の増加には注意したい．そのため，油を多く含んだ料理や食品を控える．

- トレーニングからの回復や試合でのパフォーマンス発揮を目的に糖質摂取量を増やす必要がある．糖質の摂取量を増やすとともに，ビタミン B_1 の必要量も増大するため含有量の多い食材を用いた料理を取り入れる．具体的には，白米を胚芽米または玄米にすることや豚肉を使った料理，ロースハムなどを取り入れることにより効率よくビタミン B_1 の摂取量を増やすことができる．

【持久系運動対象者（3,330 kcal）の献立例】

【朝　食】
　ご飯（玄米）　250 g
　みそ汁
　ハムエッグ
　ほうれん草のごま和え
　みかん
　ヨーグルト

【昼　食】
　豚丼　（ご飯 300 g）
　みそ汁
　100% オレンジジュース

【補　食】
　あんぱん
　飲むヨーグルト

【夕　食】
　ご飯（玄米）　250 g
　みそ汁
　鮭のホイル焼き
　切り干し大根のサラダ
　低脂肪牛乳

〈エネルギー・栄養素量〉

エネルギー（kcal）	3,227
たんぱく質（g）	102.1
脂　質（g）	79
炭水化物（g）	508
カルシウム（mg）	828
鉄（mg）	9.2
ビタミン A（μgRAE）	887
ビタミン B_1（mg）	2.5
ビタミン B_2（mg）	1.9
ビタミン C（mg）	256

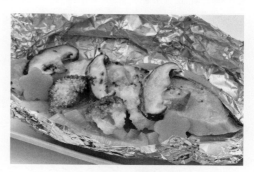

鮭のホイル焼き

9.2 瞬発系運動の栄養管理

　瞬発系運動には30秒以下の運動である陸上競技の100m走や投擲種目，ウエイトリフティングなどの種目および，30秒から90秒程度の運動である陸上競技200m走や400m走，体操競技などが挙げられる．これらの種目は，短い時間で瞬発的に大きなパワーを発揮することが求められる．このような特性を持つ種目は，筋肉量を増大させるための栄養補給をするべきである．

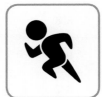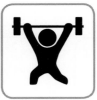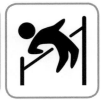

1）理　論

　瞬発系運動時におけるエネルギー供給機構は，エネルギー供給速度がもっとも速い非乳酸性のATP-CP系であり，運動時間が30秒以下の種目では筋肉内のATPやクレアチンリン酸（CP）がエネルギー源となる．運動時間が30秒から90秒程度の種目ではATP-CP系と乳酸（解糖）系がエネルギー供給機構であり，クレアチンリン酸および筋グリコーゲンが主なエネルギー源となる（2章，図2-11参照）．

（1）瞬発系運動時における栄養摂取のポイント
① たんぱく質の摂取量

　筋力は筋肉の横断面積と比例することが知られており，瞬発的な力を発揮する種目においては筋肉量を増大させることがパフォーマンスの向上に繋がると考えられる．また，体重が重いほうが大きな力を発揮できるため，除脂肪組織による増量が必要である．

　筋肥大のためには，**レジスタンストレーニング**（筋力トレーニング）後の筋たんぱく質の合成と分解のバランスを正の状態にすることが必要である．レジスタンストレーニングは筋たんぱく合成を高めるために必要なトレーニングであるが，逆に筋たんぱくの分解も高める．そのため，筋たんぱく合成の効率を高めるには筋肉の構成成分であるたんぱく質・アミノ酸の摂取量を増やすことが推奨されているものの，たんぱく質を過剰に摂取すればよいわけではない．

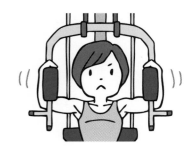

　レジスタンストレーニングを実施している者は 0.86 g/kg 体重/日に比べて 1.4 g/kg 体重/日のたんぱく質を摂取することで有意に体たんぱく質の合成速度を高めることが示されている．しかしながら，2.4 g/kg 体重/日では 1.4 g/kg 体重のたんぱく質摂取に比べると有意な差は認められていない．過剰に摂取したたんぱく質は，筋たんぱく合成に使われずにエネルギー源として利用されたり，体脂肪として蓄積されてしまうため，適切な量の摂取が必要である．たんぱく質の摂取量は，アメリカスポーツ医学会や国際オリンピック委員会，国際スポーツ栄養学会のガイドラインにおいても 1.2〜2.0 g/kg 体重/日の摂取が推奨されている．したがって，トレーニング強度によってたんぱく質の推奨量は異なるものの，2.0 g/kg 体重以上のたんぱく質摂取は必要ないと考えられる．

②　たんぱく質の摂取タイミング

　たんぱく質の摂取量に加えて摂取するタイミングも重要となる．トレーニング直後は筋たんぱく質合成に対する感受性が高まっている．そのため，トレーニング直後にたんぱく質を摂取するとトレーニングによる筋たんぱく質合成の高まりとの相乗効果により効果的な身体づくりができる．摂取タイミングに関する先行研究では，運動直後のたんぱく質摂取は運動 3 時間後に摂取するより下肢の筋たんぱく質合成が高くなることが示されている．そのため，たんぱく質の摂取タイミングは運動直後に行うことが効果的であるとされている．

　また，運動直後の 1 回あたりのたんぱく質摂取量は 20 g 以上では摂取量依存的に筋たんぱく質合成は高まらないとされている．したがって，補食でのたんぱく質摂取においても一度に大量のたんぱく質を摂取するのではなく，補食を活用して数回に分けて摂取することが必要である．

| トレーニング直後に |
| 摂取が好ましい食材 |

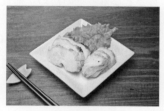

サラダチキン（120 g）
たんぱく質　約 24 g

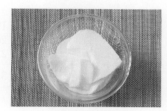

ギリシャヨーグルト
（110 g）
たんぱく質　約 12 g

(2) 具体的な献立作成のポイント

①　エネルギー摂取量の目安

　国立スポーツ科学センターにおける推定エネルギー必要量の算出に用いられる推定基礎代謝量に種目系分類別身体活動レベル（瞬発系運動　オフトレーニング期：1.75，通常練習期：2.00）を乗じることで推定エネルギー必要量を算出する（8 章，表 8-1 参照）．

②　たんぱく質摂取量を確保する工夫

　筋肉量を増加させるためには，高たんぱく質・低脂質の食品を摂取することを心がける必要がある．また，良質なたんぱく質を摂取することにより効果的な身体づくりを行うこ

とも重要である．良質なたんぱく質とは，必須アミノ酸がバランス良く含まれた食品のことで「アミノ酸スコア」として示される．肉類や魚類，卵，牛乳はアミノ酸スコアが100である（3章参照）．また，筋たんぱく質合成のためにはたんぱく質の摂取のみならず，その他の栄養素の摂取も重要である．

③　その他の栄養素摂取の工夫

ビタミン B_6 は，たんぱく質代謝に欠かすことができない栄養素として重要である．

運動開始時の筋グリコーゲンが枯渇した状態でトレーニングを行うとグリコーゲンローディングを行っているときに比べて運動中の筋たんぱく質の分解が亢進してしまうことが報告されている．そのため，運動後のたんぱく質摂取のみならず，運動前の糖質補給も身体づくりを効率的に行うために重要である．

瞬発系運動では試合中のエネルギー補給や水分補給を行う必要性は低い．しかしながら，1日のなかで複数回の試合がある場合は，回復のためにエネルギー補給や水分補給が必要となる．そのため，補食を活用した栄養補給の戦略を検討する必要がある．

2）実践・栄養補給量の考え方

（1）現在の身体組成の把握と目標

対　象	陸上短距離選手　年齢18歳（男性）
身体状況	身　長175 cm，　体　重66 kg， 体脂肪率10%，　体脂肪量6.6 kg，　除脂肪量59.4 kg
生活活動記録	7：00〜8：30　起床・朝食・準備 9：00〜16：30　授　業（12：00　昼食） 17：00〜19：00　練　習 20：00　　　　　夕　食 23：00　　　　　就　寝
1日での消費エネルギー量	3,400 kcal

①　個人目標

4ヶ月後の試合期までに除脂肪体重を2 kg増加させる．

②　食生活状況

除脂肪体重の増加を目的に強度の高いレジスタンストレーニングを週2回行っている．補食として練習後にサプリメント（プロテイン）を毎日摂取している．日常の食事は，ファーストフードやインスタント食品を摂る頻度が多い．

（2）栄養補給計画

① 除脂肪体重増加に向けたたんぱく質摂取

瞬発系運動では除脂肪体重の増大を目的に筋肉量を増やすためのトレーニングが行われる．トレーニング強度および量に応じた摂取を心がける必要があり，たんぱく質摂取量は筋力トレーニング（増強期）で1日体重1kgあたり1.6～1.7gが推奨されている．

② エネルギー消費量に見合った食事の確保

トレーニング強度に応じて食事量を増やすことを考える必要がある．1回の食事で十分な量を摂取できない場合は，1日の食事回数を増やすことやサプリメントを活用する．増量のためにエネルギー摂取量を500kcal程度，増やすことを検討する．

実践例（瞬発系運動時）の栄養補給計画

	1日の平均的な栄養素等摂取量	栄養補給量の設定
エネルギー（kcal）	2,600	3,100
たんぱく質（g）	150（2.3g/kg体重） エネルギー比率 23％	124（1.9g/kg体重） エネルギー比率 16％
脂　質（g）	78 エネルギー比率 27％	82.7 エネルギー比率 24％
炭水化物（g）	325（4.9g/kg体重） エネルギー比率 50％	465（7.1g/kg体重） エネルギー比率 60％
カルシウム（mg）	750	800以上 耐用上限量2,500
鉄（mg）	6.8	7.5以上 耐用上限量50
ビタミンA（μgRAE）	720	850以上 耐用上限量2,700
ビタミンB$_1$（mg）	1.5	1.4以上
ビタミンB$_2$（mg）	1.1	1.6以上
ビタミンC（mg）	85	100以上

（3）行動計画（献立の工夫）

運動開始時に筋グリコーゲンが枯渇した状態でトレーニングを行うと，運動中の筋たんぱく質の分解が亢進してしまう．そのため，練習前に糖質を含んだ補食の摂取を行う．

ファーストフードやインスタント食品の摂取頻度を減らし，自炊によって高たんぱく・低脂肪の食品（鶏ムネ肉やささみ）を活用した食事を摂る．

【瞬発系運動対象者（3,100 kcal）の献立例】

〈エネルギー・栄養素量〉

エネルギー（kcal）	3,146
たんぱく質（g）	119
脂　質（g）	79.6
炭水化物（g）	478
カルシウム（mg）	866
鉄（mg）	7.9
ビタミンA（μgRAE）	923
ビタミンB$_1$（mg）	1.9
ビタミンB$_2$（mg）	1.7
ビタミンC（mg）	213

【朝　食】
　ピザトースト
　スクランブルエッグ
　ヨーグルト
　みかん

【昼　食】
　ご飯（玄米）　300g
　たまごスープ
　チキン南蛮
　ブロッコリーとツナのサラダ
　100％グレープフルーツジュース

【補　食】
　ジャムパン
　バナナ

【夕　食】
　ご飯（玄米）　300g
　さばの味噌煮
　納　豆
　豆苗ともやしのサラダ
　牛　乳

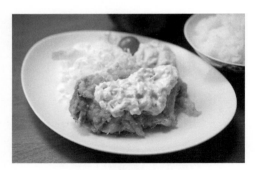

チキン南蛮

9.3　球技系運動の栄養管理

　球技系運動には，持久系運動と瞬発系運動の両方の特性をもった種目が挙げられる．長時間の運動を継続しながらも瞬発的な運動を繰り返すことが求められるサッカーやバスケットボール，ラグビー，瞬発的に大きな力を発揮することが求められる野球やバレーボールなどがある．また，球技系運動のチーム競技ではポジションによっても求められる特性が異なる．さらに，身体が接触するようなプレーが多い種目は，除脂肪体重を増大させることやケガをしない身体づくりが求められる．したがって，球技系運動は種目・ポジションに求められる体力的要素や身体組成を検討し，それらに合わせた身体づくりや食事管理を計画する必要がある．

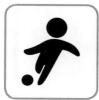

1）理　論

　球技系運動は，技術や戦術などの要素により勝敗が決定することも多いが，激しい練習や試合に向けて，栄養補給による身体づくりを行うことは重要なことである．また，チームスポーツは，自らのタイミングで休息を取ることは難しく体力を奪われやすい．したがって，球技系運動では運動前の栄養補給として高糖質食を摂取することにより，エネルギー源を確保しておくことが求められる．

（1）球技系運動時における栄養摂取のポイント

①　糖質摂取量の確保

　サッカー選手においてトレーニング期の1週間で高糖質食または普通食を摂取した場合，高糖質食の摂取により筋グリコーゲンレベルが日常的に高い状態を維持できることが示されている．

　サッカーなどの**間欠的持久系運動**（間隔をあけて高強度な動きを繰り返し行う運動）を長時間に渡って行うためには，運動前に高糖質食を摂取しておくことが有効である．高糖質食の摂取は体重の増加を引き起こすというデメリットもあるが，サッカーでは1試合で約10kmの移動を行いながらスプリントも繰り返すため，試合終盤まで間欠的持久系運動を継続し続けられる可能性がある．

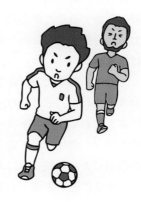

②　疲労回復のための戦略

　球技系種目では練習が午前と午後に行われる場合や1日の中で複数回の試合が行われる場合がある．そのため，消費したグリコーゲンを速やかに回復させるための栄養補給が重要である．運動終了後の早い段階における糖質補給は，筋グリコーゲンの回復を早める．筋グリコーゲンの素早い回復のためには，1時間あたり1.0～1.2 g/kgの糖質補給が最も効率的であることが示されている．この知見に基づいて栄養と食事のアカデミーとアメリカスポーツ医学会，カナダ栄養士会の公式見解である「栄養とアスレティックパフォーマンス」においては，1.0～1.2 g/kg体重の糖質を4時間まで毎時間摂取することが推奨されている．

　さらに，糖質とともにたんぱく質を同時に摂取すると血中インスリン濃度が高まることが報告されている．これは糖質に併せて，たんぱく質や脂質を摂取することによって，十二指腸や小腸から消化管ホルモンの**グルコース依存性インスリン分泌刺激ポリペプチド（GIP）**や**グルカゴン様ペプチド−1（GLP−1）**が分泌されるためである．1時間あたり0.8 g/kg体重の糖質と0.4 g/kg体重のたんぱく質を同時に摂取した時，1.2 g/kg体重の糖質を単独に摂取した時と同程度まで筋グリコーゲンが回復することが報告されている．したがって，糖質とたんぱく質を組み合わせた補食や栄養補給が有効である．

(2)　具体的な献立作成のポイント

①　エネルギー摂取量の目安

　国立スポーツ科学センターにおける推定エネルギー必要量の算出に用いられる推定基礎代謝量に種目系分類別身体活動レベル（球技系運動　オフトレーニング期：1.75，通常練習期：2.00）を乗じることによって推定エネルギー必要量を算出する（8章，表8-1参照）．

②　集中力・スタミナ維持のための栄養補給

　球技系運動のチームスポーツでは，自らのタイミングで栄養補給を行うことができない場面もある．そのような状況の中でも，運動量は多くエネルギー消費が大きいため，練習や試合の終盤にパフォーマンスの低下が生じないようにすることが大切である．また，種目特有の技術や戦術も求められ，集中力を保ちながら冷静に判断することが必要となる．血糖値の低下は，集中力の保持を妨げるため，運動中の栄養補給で糖質を十分に摂るとよい．

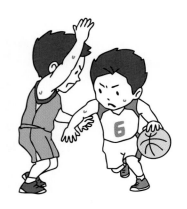

　さらに，長時間の試合では最後まで動き続ける持久力が求められる．そのため，試合前にグリコーゲンを十分に蓄えておく必要がある．食事で糖質が含まれているご飯やパン，麺類など主食を十分に摂取することや，補食の活用によって試合中にエネルギーの枯渇が起きないようにすることが大切である．

③　ケガの予防・回復

　激しい接触プレーによるケガを予防するためには，骨の材料となるカルシウムやカルシウムの吸収を促進するビタミンDの摂取を心がけるべきである．さらに，筋肉量の維持や筋損傷の回復の面からたんぱく質摂取を適切に行うことが求められる．

2)　実践・栄養補給量の考え方

(1)　現在の身体組成の把握

対　象	バスケットボール選手年齢　21歳　男性 ポジション　フォワード
身体状況	身　長 185 cm,　　体　重 78 kg, 体脂肪率 12%,　　体脂肪量 9.4 kg,　除脂肪量 68.6 kg
生活活動記録	8：00　　　　　　起　床・準　備・登　校 9：00〜16：30　授　業（12：00　昼食） 17：00〜20：00　練　習・ウエイトトレーニング・補　食 21：30　　　　　　夕　食 24：00　　　　　　就　寝
1日での消費エネルギー量	3,900 kcal

①　個人目標

　4ヶ月後までに体脂肪率を維持し，除脂肪量を 3.0 kg 増加させる．

②　食生活状況

・ウエイトトレーニングを行っているが，除脂肪体重が増加しない．持久力は十分に備えているが，接触プレーで当たり負けすることが多い．

・自炊を行っているが，十分な量の食事を摂取することができていない．主食の摂取量は多いが，主菜や副菜の摂取量が不足している．また，朝食を欠食することが1週間に3回程度ある．

・料理のレパートリーが少ないため，スーパーで惣菜（揚げ物）を買うことも多い．

(2) 栄養補給計画

① 当たり負けしないための身体づくり

球技系運動では激しい接触プレーが伴うため，当たり負けしないように増量が必要とされる．急激な増量は下肢への負担が高まるため，1ヶ月に1〜2kg程度を目安とする．増量のためには3回の食事以外に補食を活用する．

② 糖質摂取量の確保

高強度の運動を繰り返し行う種目では，疲労回復や持久力維持のために日常の食事から糖質を十分に摂取するべきである．

実践例（球技系運動時）の栄養補給計画

	1日の平均的な栄養素等摂取量	栄養補給量の設定
エネルギー（kcal）	3,000	3,600
たんぱく質（g）	82.5（1.1 g/kg 体重） エネルギー比率 11%	153（2.0 g/kg 体重） エネルギー比率 17%
脂　質（g）	63.3 エネルギー比率 19%	88 エネルギー比率 22%
炭水化物（g）	525（6.7 g/kg 体重） エネルギー比率 70%	540（6.9 g/kg 体重） エネルギー比率 60%
カルシウム（mg）	640	800 以上　耐用上限量 2,500
鉄（mg）	6.8	7.5 以上　耐用上限量 50
ビタミン A（μgRAE）	680	850 以上　耐用上限量 2,700
ビタミン B$_1$（mg）	1.0	1.4 以上
ビタミン B$_2$（mg）	1.3	1.6 以上
ビタミン C（mg）	85	100 以上

(3) 行動計画（献立の工夫）

・エネルギー摂取量がトレーニング強度や量に見合っているか見直す．トレーニングを実施しているものの，除脂肪体重が増加していないため，エネルギー摂取量を増加させる．

・主菜や副菜が不足しているため，肉や魚，卵，大豆製品などを摂取したんぱく質摂取量を確保する．

・電子レンジを活用したレシピや惣菜でも高たんぱく・低脂質のものを選択できるようにする．

【球技系運動対象者（3,600 kcal）の献立例】

〈エネルギー・栄養素量〉

【朝　食】
　ご飯（玄米）　250 g
　豚　汁
　焼き魚（たら）
　ひじきと大豆の煮物
　牛　乳

【昼　食】
　肉うどん
　おにぎり
　温泉卵
　100% オレンジジュース

【補　食】
　カステラ
　肉まん
　ヨーグルト

【夕　食】
　ご飯（玄米）　300 g
　鶏肉のトマト煮込み
　野菜サラダ
　ポテトサラダ
　リンゴ
　牛　乳

エネルギー （kcal）	3,634
たんぱく質 （g）	146
脂　質 （g）	86
炭水化物 （g）	536
カルシウム （mg）	964
鉄 （mg）	7.8
ビタミン A （μgRAE）	962
ビタミン B$_1$ （mg）	1.8
ビタミン B$_2$ （mg）	2.1
ビタミン C （mg）	183

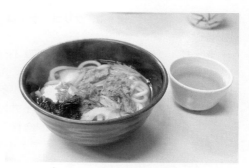

肉うどん

《コラム・こらむ・column》

グリコーゲンローディング法

　肝臓や筋肉中のグリコーゲンをトレーニングで一度枯渇させてから再び蓄積すると，グリコーゲンの量はさらに増加することが知られている．競技前に高糖質食に切り替え，グリコーゲンの貯蔵量を高めるための方法がグリコーゲンローディングである．

　試合1週間前からトレーニング時間と強度を徐々に落とし（テーパリング法），ローディング期間の前半では低糖質食にして，後半に高糖質食にする方法（古典法）と，前半は炭水化物を約350g含む混合食にして，後半では70％高糖質食とする方法（改良法）がある．高糖質食の期間は2〜3日を必要とするが，高糖質食の場合はご飯やパン，麺類，いも類，果物などを多く摂る必要があるため，主食のご飯やパン，うどんなどの麺類やいも類などを十分に摂ることが大切である．

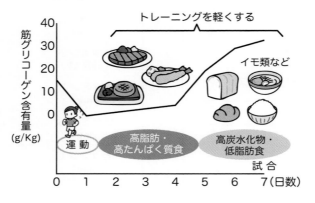

図9-3　グリコーゲンローディング法（例・古典法）

　例えば，ご飯は丼1杯〔250g〕で79.3gの糖質が含まれていて，それに相当する糖質はパンなら6枚切り3枚，うどんなら茹でたもの390g〔約1玉半〕であり，じゃがいもやさつまいも，さといもなどのいも類も糖質が多く含まれている．しかし，グリコーゲンローディンが適する競技はマラソンやトライアスロンなどの20km以上の長距離走の場合である．試合間隔が短い種目，1日で数試合行う競技には不向きである．そのような競技では糖質とクエン酸を同時に摂取することでグリコーゲン補充が促進される．（急速グリコーゲンローディング：図9-4）．

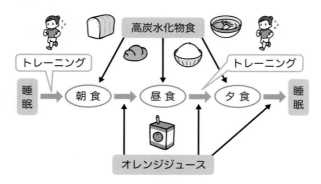

図9-4　急速グリコーゲンローディング法

第 10 章

目的別の栄養管理

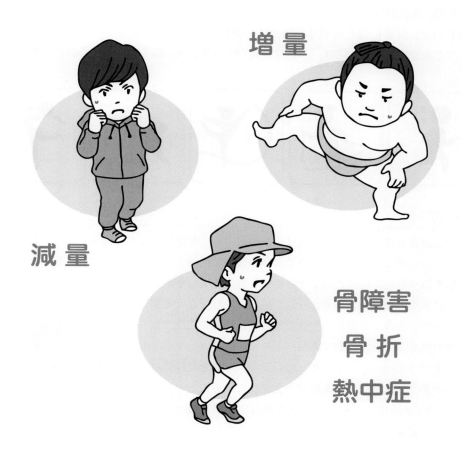

増量

減量

骨障害
骨折
熱中症

　競技種目やポジションによって，アスリートの理想とする体型や体格は様々です．最適なパフォーマンスの発揮のためにウエイトコントロールが行われていますが，これらはエネルギーの摂取と消費のバランス（収支バランス）が重要です．一般に，摂取エネルギー量が消費エネルギー量を上回る状況が続けば，体重は増加する．一方，消費エネルギー量が摂取エネルギー量を上回る状況が続けば，体重は減少する．しかし，アスリートの場合，体脂肪の増減だけでなく他の要因も検討する必要があります（骨や筋肉量を意図的に増加させる，試合に向けて短期間に体重を減少させるなど，常に細やかな体重管理を必要とする競技）．それぞれの競技特性を踏まえた計画的な食事管理が重要となります．この章では，目的に応じた栄養補給のために「何をどれだけ食べるか」について学びます．

10.1　減量時の栄養管理

　アスリートにとっての減量とは，単に体重が減少すれば良いわけではなく，除脂肪体重（LBM）の低下を防ぎ，体脂肪を効率よく減らすことである．これは一般の健康維持・増進のための減量と基本的に変わらないが，一般人と比較してトレーニングによる消耗が大きいため，常に身体組成の変化をモニタリングする必要があり，その結果から食事管理を行っていく．減量目標を達成するために必要な栄養補給量や食事の内容（量やタイミング）などを理解するためには，必要な知識や技術を状況に応じて教育する必要もある．

1）理　論

　実際に減量を希望しているアスリートがどのような意図で体重を減少させたいのかによって考え方は異なり，大きく分けて階級別競技に出場するために短期的に実施する場合と体脂肪を減少させ，競技力向上を目的に実施する場合がある．安易な減量は筋量の減少，体水分の減少となることが考えられ，競技力を低下させる要因となってしまうことから，明確な減量の目標値や実施する期間を設定することが重要である．

　減量を行うためにはエネルギーの収支バランスを負に傾ける必要があり，体脂肪の約8割が中性脂肪であることから，体脂肪1kgを燃焼させるために摂取量および消費量の均衡を崩すことにより7,200 kcalのエネルギーを負にコントロールする必要がある．しかし，体重とエネルギー収支バランスの変化は，代謝的適応に貢献する身体組成の変化によるところが大きく，現実には脂肪だけを減少させることはできない．

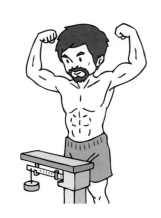

（1）減量時における栄養摂取ポイント

①　十分な期間の設定

　いつまでにどのくらい減量するのか具体的な目標を設定する．1日500 kcalのエネルギー制限により，1週間でおよそ500 gの体脂肪減少が見込める（1ヶ月で2 kg程度）．

②　急激な体重減少には注意

　エネルギー有効性（エネルギー摂取量−運動による消費量）が低値（LBM 1 kgあたり

30 kcal 未満）にならないように注意する．

③　十分なたんぱく質量の確保

　LBM 低下を防ぐために，体重1kgあたり1.5～2.0g程度のたんぱく質摂取を推奨している．しかし，たんぱく質の過剰摂取は，体脂肪の増加や尿中カルシウム排泄量の増加につながるため注意が必要である．

(2)　具体的な献立作成のポイント

　減量中もバランスの良い食事を摂る必要があり，主食・主菜・副菜の揃った食事を毎食心掛け，さらには果物・乳製品の摂取が不足しないようにする必要がある．主菜や乳製品では低脂肪・高たんぱく質な食材や食品を選択し，調理法および部位にも気をつける．比較的，低エネルギーな野菜やきのこ類，海藻類を積極的に摂ることは不足しがちなビタミンやミネラルの補給に役立つ．

2）実践・栄養補給量の考え方

(1)　現在の身体組成の把握と目標

対　象	大学生女子レスリング選手
目　標	計量クリアのための減量（55 kg 未満）
身体状況	身長 157.6 cm，　体重 57.5 kg， 体脂肪率 27 %　体脂肪量 15.5 kg　除脂肪量 42.0 kg
生活活動記録	【練習あり（週4回)】 　7：30　　　　　　起　床 　8：00　　　　　　朝　食 　　　　　　　　　　登　校（20分） 　9：00～18：00　大学授業（12:00 昼食) 18：30～20：00　練　習 　　（～21：00　自主練・ミーティング・片付け） 　　　　　　　　　　下　校（20分） 21：30　　　　　　夕食・休憩・勉強・入浴 24：30　　　　　　就　寝
	【練習なし】 練習の代わりに，自主練1時間30分（ランニング・筋トレ）
1日での消費エネルギー量	2,600 kcal 【競技によるエネルギー消費量：650 kcal】

①　個人目標

　体重を3kg減少（体脂肪量3kg）させ，大会まで体重55kg未満に維持させる．

②　食生活状況

　4ヶ月後の大会に向けて減量を行う．競技の練習は週4回，自主練は週2回，どちらの

練習も 1 回あたり 1 時間 30 分から 2 時間行っている．食事は意識してバランスよく摂取するように心がけているが，1 人暮らしのため，なかなか実行できていないこともある．菓子の摂取頻度が高く，特に菓子パンやチョコレートを毎日食べてしまう．

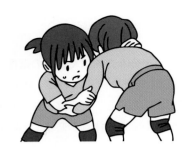

（2）栄養補給計画

①　十分な期間の設定

　1 ヶ月で体脂肪 1 kg（およそ 7,200 kcal）の減少を 3 ヶ月間行い，その体重を大会まで維持させる．消費するためには 1 日あたり約 250 kcal のエネルギーをマイナスにする．

②　急激な体重減少には注意

　この選手の LBM は 42.0 kg であり，エネルギー有効性は 1,900 kcal（LBM1 kg あたり 45 kcal）であることから，LBM1 kg あたり 30 kcal を下回らないよう気を付ける．

③　十分なたんぱく質量の確保

　減量の際のたんぱく質摂取量は少なくとも 1.5 g/kg 体重が推奨されているが，瞬発系競技の場合，1.7〜1.8 g/kg 体重の摂取が示されており，減量による除脂肪量の減少を抑えるためにも適正な摂取が必要である．しかし，たんぱく質源となる食材には，脂質含量が高いものも多いことから，低脂肪・高たんぱく質食材を上手く活用する．

実践例（減量時）の栄養補給計画

	1 日の平均的な栄養素等摂取量	栄養補給量の設定
エネルギー（kcal）	2,700	2,450
たんぱく質（g）	81（1.4 g/kg 体重）エネルギー比率　12 %	98（1.7〜1.8 g/kg 体重）エネルギー比率　15 %
脂　質（g）	99 エネルギー比率　33 %	84 エネルギー比率　30 %
炭水化物（g）	370（6.4 g/kg 体重）エネルギー比率　55 %	345（6.0 g/kg 体重）エネルギー比率　55 %
カルシウム（mg）	590	650 以上　耐用上限量 2,500
鉄（mg）	7.8	10.5 以上　耐用上限量 40
ビタミン A（μgRAE）	350	650 以上　耐用上限量 2,700
ビタミン B$_1$（mg）	1.2	1.4 以上
ビタミン B$_2$（mg）	1.0	1.5 以上
ビタミン C（mg）	92	100 以上

(3) 行動計画（献立の工夫）

　減量中の献立作成では，バランスのよい献立になるように主食・主菜・副菜の揃った食事を基本とする．主菜では高たんぱく質・低脂肪となるように調理法や食品の選択を工夫する．また，野菜は比較的低エネルギーであり，ビタミン・ミネラルが豊富に含まれるため，積極的に献立に取り入れると良い．

- 全体のエネルギー量を糖質および脂質で減少させる．そのためには毎日おにぎり 1/2 個分（エネルギー量約 80 kcal 糖質約 20 g），菓子などから脂質 170 kcal 分をカットする．
- 高たんぱく・低脂肪の食品を活用し，たんぱく質の摂取を確保しつつ，調理法や使用部位を変更し，脂質の摂取量を減らすようにする．揚げ物の回数を減らし，蒸しや茹で料理にする．また肉料理なら豚バラ肉から豚ヒレ肉に，鶏モモ肉なら鶏ムネ肉やささみに置き換える．

【減量対象者（2,450 kcal）の献立例】

【朝　食】
　チーズトースト
　ミネストローネ
　リンゴ
　ミルクココア

【昼　食】
　ご　飯　200 g
　ミートボールのトマト煮込み
　具入り卵焼き
　五目豆
　付け合わせ
　（ブロッコリー・レタス）

【補　食】
　梅しらすおにぎり

【夕　食】
　あさりご飯　200 g
　豚　汁
　豆腐のつくね揚げ
　みかん

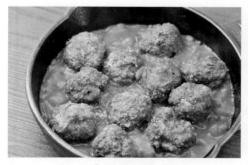

ミートボールのトマト煮込み

<エネルギー・栄養素量>

エネルギー （kcal）	2,421	鉄 （mg）	15.9
たんぱく質 （g）	97.6 （1.7 g/kg 体重）	ビタミン A （μgRAE）	1,048
脂 質 （g）	72.6	ビタミン B₁ （mg）	1.51
炭水化物 （g）	384 （6.7 g/kg 体重）	ビタミン B₂ （mg）	1.85
カルシウム （mg）	1,072	ビタミン C （mg）	195

10.2 増量時の栄養管理

　増量の主な目的は，除脂肪量を増加させることにより体重を増やすことである．単に体重が増加すればよいわけではないため，体重だけでなく体脂肪率を測定し，除脂肪量や体脂肪量などを算出する．体重および除脂肪量の増加のためにはエネルギー収支バランスを正の状態に継続する必要があり，さらにはエネルギー産生栄養素のバランス，食事のタイミングも重要となる．

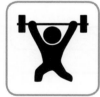

1）理　論

　筋量増加による増量の際に重要なことは，適切な栄養摂取だけではない．何よりも筋肉は刺激なしには増大しないことから，筋量を増加するためのレジスタンストレーニング（筋力トレーニング）が必要不可欠である．競技者において消費エネルギー量を1,000 kcal 上回り，かつ脂質エネルギー比が 30％ 以下に調整した食事を 12 週間継続的に摂取した場合，体脂肪量の増加を抑制し，体重および除脂肪体重を増加させることが報告されている．個人差があることからアスリートの状況をアセスメントおよびモニタリングを行いながら個々に調整していく必要がある．また，身体に十分なエネルギーが貯蓄されている（体脂肪が多い）状態の方が，筋合成が高まりやすいことから，元々の体格によって，食事の内容は変わってくると考えられる．

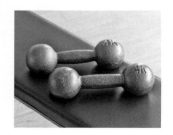

（1）　増量時における栄養摂取のポイント

①　必要なエネルギー量の確保

　増量時は，摂取エネルギー量が消費エネルギー量を上回る必要があり，体重変動がない時の摂取エネルギーに，500〜1,000 kcal を追加した食事が望ましい．

②　十分な栄養素の摂取

- 　炭水化物（糖質）は，体内でグリコーゲンとして貯蔵されるが，少ない状態で運動を行うと，体たんぱく質の分解量が多くなる．たんぱく質を筋合成に利用するためには，十分な糖質摂取が必須となる．体重1 kg あたり6〜10 g を目安とし，体組成の変動をチェックする．

- 　たんぱく質は，体内で常に分解と合成を繰り返しており，運動時には分解および合成が促進する．1日あたりの摂取量は体重1 kg あたり1.2〜2.0 g を目安とし，体たんぱく質の合成効果を高めることから，3食を均等に分けて摂取することが望ましい．たんぱく質とともに糖質を同時に摂取することで，筋たんぱく質の分解を抑制し，効果的に筋合成を高めることができる．

- 　筋肉・骨とともに成長が著しい時期には，特に成長期に見合った量のカルシウム・ビタミンD・ビタミンK の摂取が必要となる．

③　食事のタイミングを考慮し，補食を活用

- 　増量時はエネルギー摂取量の増加により，3食では食べきれないことがある．そのような場合に不足する栄養素が多く含む食品を準備し，食事の合間やトレーニング前後に摂り入れるように工夫する．

- 　トレーニング後は，速やかな食事（糖質＋たんぱく質）の摂取が筋たんぱく質の合成を高めることから，食事時間も考慮された練習スケジュールの配慮が必要となる．

（2）　具体的な献立作成のポイント

- 　主食であるご飯や麺類などに多く含む糖質（炭水化物）の摂取を増やす．

- 　主菜の品数や組み合わせを考える．特にたんぱく質とともに糖質を同時に摂取すると，筋たんぱく質の分解を抑制し，効果的に筋合成を高めることができる．筋肉・骨とともに成長が著しい時期には特に成長期に見合った量のカルシウム・ビタミンD・ビタミンK の摂取が必要となる．

- 　補食を上手く活用する．適切なタイミングでの必要なたんぱく質の摂取が難しい環境の場合，プロテインパウダーなどの栄養補助食品の使用も検討する．

2）実践・栄養補給量の考え方

（1）現在の身体組成の把握と目標

対　象	高校生野球選手（瞬発・球技系）　年齢　18 歳
身体状況	身長 174 cm,　体重 62 kg, 体脂肪率 8 %,　体脂肪量 5.0 kg,　除脂肪量 57.0 kg
生活活動記録	6：00　　　　　　起床・朝食・準備 7：00〜 8：00　朝　練 8：30〜16：00　授　業（12：00 昼食） 16：30〜19：30　練　習 　　　　　　　　下　校（20 分） 20：00　　　　　夕食・休憩・勉強・入浴 24：00　　　　　就　寝
1 日での消費エネルギー量	3,300 kcal

①　個人目標

- 6 ヶ月後の大会までに体重を 3 kg 増加（除脂肪量 2 kg）させ，除脂肪量 59.0 kg を少なくとも維持させる.

②　食生活状況

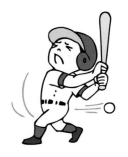

- 最近 1 ヶ月での体重変動はないが，1 日の平均的なエネルギー消費量は 3,300 kcal であり，エネルギー摂取量はエネルギー消費量より低い. 毎日 3 食を摂るようにしているが，1 回の食事で満腹になってしまう.

- 朝練もあり，朝食は少しボリュームの少ない食事になる傾向がある. 朝食にはご飯 200 g，味噌汁（豆腐・わかめなど），卵焼き，ウインナー 2 本，サラダを摂取することが多い.

- 昼食は手づくり弁当を持参しており（ご飯 250 g，焼き鮭，から揚げ，ブロッコリー，ミニトマトなど），残さず食べている.

- 夕食は丼 1 杯（300 g）のご飯，主菜は肉料理が多く炒め物が多いが，野菜などと組み合わせた料理も多い. また，小鉢に入った副菜が 2 品ほど準備されている. 時々，果物（ミカンやりんご）も食べている.

（2）栄養補給計画

- 体重変動がないことを考慮し，エネルギー摂取量を 3,500 kcal とし，少なくとも 500 kcal を追加する.

- たんぱく質摂取量は，1 日あたりの目安量，および瞬発系競技の目安量を参考に 1.7 〜 2.0 g/kg 体重とする. 糖質摂取量は 6 〜 10 g/kg 体重とし，不足しているエネルギー量を満たすよう設定する.

- トレーニングの補食を検討する. 糖質は 1.0 〜 1.2 g/kg 体重，たんぱく質は 0.3 g/kg 体重を目安として調整する.

実践例（増量時）の栄養補給計画

	1日の平均的な栄養素等摂取量	栄養補給量の設定
エネルギー（kcal）	3000	3,500
たんぱく質（g）	92（1.5 g/kg 体重） エネルギー比率　12%	110（1.8 g/kg 体重） エネルギー比率　12%
脂　質（g）	108 エネルギー比率　32%	115 エネルギー比率　29%
炭水化物（g）	415（6.7 g/kg 体重） エネルギー比率　55%	510（8.2 g/kg 体重） エネルギー比率　58%
カルシウム（mg）	675	800 以上 耐用上限量 2,500
鉄（mg）	9.2	7.0 以上　耐用上限量 50
ビタミン A（μgRAE）	623	850 以上　耐用上限量 2,700
ビタミン B$_1$（mg）	1.8	1.9 以上
ビタミン B$_2$（mg）	1.7	2.1 以上
ビタミン C（mg）	91	100 以上

（3）行動計画（献立の工夫）

- 　朝練後および夕練後に補食を活用する．トレーニング後におにぎり1個（100 g）と市販のたんぱく質源である食品1個（加工した鶏むね肉やささみ，ちくわなど），またはバナナ1本と牛乳1パック（200 mL）など，炭水化物とたんぱく質を一緒に摂取する．
- 　炭水化物を多く含む主食（ご飯など）を追加するが，食品を組み合わせ，「ご飯と麺類」などにすると食べやすくなる．
- 　たんぱく質源は肉ばかりに偏らないよう，夕食に納豆1パック，卵1個，カルシウム源にもなるヨーグルト1個を追加し，たんぱく質の摂取量を増やす．
- 　食事や補食から十分に栄養素を補給できなくなった場合は栄養補助食品（サプリメント）の活用を検討する．

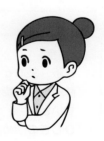

【増量対象者（3,500 kcal）の献立例】

〈エネルギー・栄養素量〉

エネルギー (kcal)	3,534
たんぱく質 (g)	116 (1.9 g/kg 体重)
脂　質 (g)	104
炭水化物 (g)	516 (8.3 g/kg 体重)
カルシウム (mg)	801
鉄 (mg)	12.6
ビタミン B_1 (mg)	1.93
ビタミン B_2 (mg)	2.08
ビタミン C (mg)	214

【朝　食】
　ご飯　250 g
　みそ汁（豆腐，わかめ，油揚げ）
　卵焼き
　ウインナーソテー
　マカロニサラダ
　フルーツヨーグルト（キウイ）

【補食①】
　おにぎり（うめ）

【昼　食】
　ご飯　250 g
　焼き魚
　鶏肉のから揚げ
　大根のサラダ
　ゆでブロッコリー

【補食②】
　100% オレンジジュース
　肉まん

【夕　食】
　ご飯　350 g
　豚肉の生姜焼き
　すいとん
　ひじきの炒め煮
　牛　乳

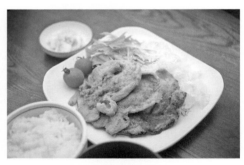

豚肉の生姜焼き

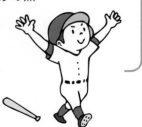

10.3　スポーツ栄養における骨障害の対策

　アスリートは，骨にかかる力が運動習慣のない人に比べて大きく，一般的に骨量（骨密度）は高い．運動を実践するためには，強い力が加わったとしても，「支持組織」，「運動器」，「臓器の保護組織」として十分に機能する必要があることから，運動による刺激に対して，骨は変化し，丈夫になると考えられている．

　骨障害の予防には，若年期に最大骨量を高めておくことが重要であり，成長期のカルシウム摂取量と骨密度には正の相関が認められている．成長期に高まった骨密度は，閉経後の骨密度にも反映されることから，若年期からの習慣的な運動と適切な栄養摂取が効果的である．しかし，特に女性アスリートでは，エネルギー消費量に見合ったエネルギー量を摂取できていないアスリートが多いことから，骨密度の低下や疲労骨折が多く報告されている．この女性アスリートにおける問題は，「female athlete traid（FAT）」とされているが，エネルギー有効性（「エネルギー摂取量」-「エネルギー消費量」，12章参照）の低下は男性アスリートにも影響し，骨の健康を守るためにも解決すべき課題である．

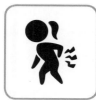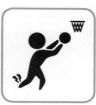

1）理　　論

　アスリートの骨の健康には，過不足のないエネルギーおよび栄養素の摂取が必須である．エネルギーバランスが負になると骨代謝が亢進し，骨吸収が促進されることにより，骨量の減少に寄与することから，身体活動に見合った十分なエネルギー量の摂取が必要となる．また，骨量を維持するためには骨の材料とされるカルシウム，たんぱく質，リンが重要であるが，その他の栄養素も骨代謝に関わっており，ビタミンDは腸管でのカルシウム吸収を促進させ，ビタミンKは骨形成を促進する．ビタミンCはコラーゲンの合成に不可欠である．

（1）骨障害予防における栄養摂取のポイント

①　十分な食事量の確保（過不足ないエネルギー量の摂取）

　十分なエネルギー量を確保するためには，欠食せず，必要があれば食事回数を増やす必要がある．エネルギー摂取量が制限された状態では，他の栄養素を摂取していても栄養状態の改善には結びつかない可能性がある．特にたんぱく質の摂取は，骨基質の主成分であるコラーゲンの材料にもなる．しかし，たんぱく質の過剰摂取の場合では，尿中へのカルシウム排泄を促進させてしまうことから，適正な摂取が望まれる．

②　カルシウムを多く含む食品の摂取

カルシウムが不足した状態では，運動の効果による骨密度の増加は期待できないため，十分な摂取が必要であるが，多量の発汗により体外に失われる量も多いとされることから，アスリートは一般人よりも必要量が多くなると考えられる．しかしアスリートにおける必要量は明確になっていない．カルシウムは吸収率が低い栄養素であり，良いとされる牛乳でも40％程度である．日本人の食習慣としても不足しがちな栄養素とされ，少なくとも食事摂取基準の推奨量以上の摂取が望まれる．

③　ビタミンの摂取

ビタミンDは，腸管カルシウムの吸収や腎臓におけるカルシウム再吸収に働くが，近年では，魚介類の摂取不足や紫外線の防止などから摂取量が不足傾向にある．納豆や緑黄色野菜に多く含むビタミンKは，骨芽細胞による石灰化促進や破骨細胞による骨吸収の抑制に関与する．また，ビタミンCはコラーゲン合成に必要な栄養素であることから，骨を維持するためにも重要な役割を担っている．

④　リンの過剰摂取に注意

長期的なリンの過剰摂取により，副甲状腺機能亢進が起こり，カルシウムの吸収阻害を引き起こすことから，加工食品や清涼飲料水の多量摂取には注意が必要である．

(2)　具体的な献立作成のポイント

まずは活動量に見合ったエネルギーの摂取が必要であり，そのためには十分な食事量の確保が重要である．次に骨の材料となる栄養素の摂取に配慮する必要があり，そのためには日常の食事において，主食・主菜・副菜はもちろん，果物やカルシウムの摂取源として牛乳・乳製品を過不足なく，バランスよく摂取することが大切である．

2）実践・栄養補給量の考え方

(1)　現在の身体組成の把握と目標

対　象	男子ハンドボール選手（球技系）　年齢　19歳
身体状況	身長173 cm,　　体重68 kg 体脂肪率12 %,　体脂肪量8.2 kg,　除脂肪量59.8 kg
生活活動記録	8：00　　　　　　起床・準備 　　　　　　　　　登　校（15分） 9：00〜16：00　大学授業（12:00 昼食） 17：00〜19：30　練　習 　　　　　　　　　下　校（15分） 20：00　　　　　夕食・休憩・勉強・入浴 25：00　　　　　就　寝
1日での消費エネルギー量	3,200 kcal 　【競技によるエネルギー消費量：950 kcal】

① 個人目標

疲労骨折を予防し，コンディションを整えた状態で，4 ヶ月後の試合に臨む．

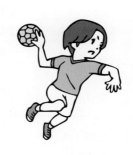

② 食生活状況

- 体重は大学入学時より半年で 3 kg 減少しており，3 ヶ月前に中足骨を疲労骨折したが，現在は症状も落ち着き，通常通り練習に参加できている．以前（15 歳の時）にも発症しており，長引いたことから，今後も痛みがでないか心配である．

- 大学に進学後，1 人暮らしを始め，食事の内容も大きく変化した．外食も多く，生活リズムも乱れることが多い．

- 朝食は欠食することが多く，食事をするときでも菓子パン 1 個などで済ませている．

- 昼食は学食での食事が多く，日替わり定食やうどんなどを食べている．

- 夕食は練習後に大学近くの中華料理店やファミレスでの食事，コンビニなどで弁当を買うことが多い．練習後には毎回欠かさずプロテインサプリメントを摂取している．

(2) 栄養補給計画

① **十分な食事量の確保**

・体重が減少傾向にあり，消費エネルギーに対して摂取エネルギー量が不足していることから，まずは十分なエネルギー量を確保する必要があるが，脂質の摂取割合が高いため，目標はエネルギー比率を 30 % 未満とし，糖質やたんぱく質からエネルギー摂取量を確保する．

② **バランスの良い食事を心掛け，骨の材料となる栄養素を補給する**

・現状の食事では，食事の偏りが大きく目標達成が難しいことから，食事の内容を改め，バランスの良い食事を摂る必要がある．主食・主菜・副菜を毎食心掛け，さらには果物・乳製品の摂取が不足しないようにする必要がある．特に牛乳や乳製品から摂取できるカルシウムに関しては，競技選手の場合，必要量は不明であるが，少なくとも推奨量（800 mg）以上を摂取することが望ましい．

骨障害予防の栄養補給計画

	1 日の平均的な栄養素等摂取量	栄養補給量の設定
エネルギー（kcal）	2,600	3,200
たんぱく質（g）	88（1.2 g/kg 体重） エネルギー比率　13 %	102（1.5 g/kg 体重） エネルギー比率　12 %
脂　質（g）	109 エネルギー比率　37 %	106 エネルギー比率　30 %（未満）
炭水化物（g）	315（4.6 g/kg 体重） エネルギー比率　48 %	464（6.8 g/kg 体重） エネルギー比率　58 %
カルシウム（mg）	336	800 以上　耐用上限量 2,500
鉄（mg）	6.7	7.0 以上　耐用上限量 50
ビタミン D（μgRAE）	2.6	5.5 以上　耐用上限量 100
ビタミン K（μgRAE）	103	150 以上
ビタミン B$_1$（mg）	1.4	1.8 以上
ビタミン B$_2$（mg）	1.2	2.0 以上
ビタミン C（mg）	57	100 以上

（3）行動計画（献立の工夫）

- 欠食をせず，少なくとも 3 食摂取する．特に朝食の摂取のためには，生活リズムを整え，朝余裕を持つことが必要．簡単に準備できるようなもの（ご飯，インスタント味噌汁，卵，納豆など）を常備する．
- 外食（ファーストフードやレストラン）では，メニューにより脂質含量が高く，野菜類などの量が少ないことが多いため，選び方の工夫が必要となる．
- バランスを整えるために主食・主菜・副菜を揃えることを意識する．
- 定食であれば小鉢なども含まれ，バランスが取れやすい．単品料理（うどんや丼）では，副菜などを追加することが望ましい
- コンビニやスーパーマーケットで購入できる商品の多くが栄養成分表示を確認することが出来るため，含まれる栄養素を確認するように心がける．カルシウム源として牛乳やヨーグルトであれば常備しやすく，毎日の摂取が可能になりやすい．最近ではレトルト食品や冷凍食品の品揃えも豊富であることから，上手く活用してもらいたいが，脂質エネルギー比の割合が高く，脂質含量の多いものはできる限り控えたい．食材（肉類・魚介類）の部位や油を多く使用した調理法には気を付ける必要があり，低脂肪食品も上手く用いる必要がある．

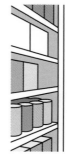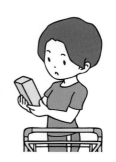

【骨障害予防時（3,200 kcal）の献立例】

〈エネルギー・栄養素量〉

エネルギー （kcal）	3,235
たんぱく質 （g）	114 （1.7 g/kg 体重）
脂　質 （g）	87
炭水化物 （g）	482 （7.1 g/kg 体重）
カルシウム （mg）	1,003
鉄 （mg）	10.2
ビタミン B₁ （mg）	1.97
ビタミン B₂ （mg）	2.00
ビタミン C （mg）	111

【朝　食】
　ご飯　200 g
　みそ汁（豆腐，わかめ）
　納豆キムチ
　目玉焼き
　フルーツヨーグルト（リンゴ）

【補　食】
　ミックスサンド
　（① ハム・卵 ② チーズ・トマト）
　牛　乳

【昼　食】
　カツカレー（ご飯　300 g）
　豆腐としらすのサラダ
　100% オレンジジュース

【夕　食】
　ご飯　300 g
　えびケチャップ炒め（エビチリ）
　ワンタンスープ

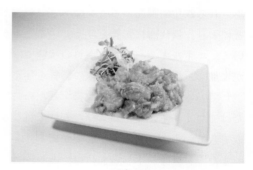

エビチリ

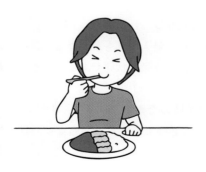

10.4 スポーツ栄養における貧血の対策

運動時には，筋肉や各組織に多くの酸素を運搬することが必要になるが，赤血球および
ヘモグロビンの減少は，酸素運搬能力の低下を引き起こすことから，特に高い持久能力が
必要な競技では貧血がパフォーマンスに影響を与える．貧血の予防には適切な栄養補給が
重要であり，改善のためには食生活の改善が必須となる．

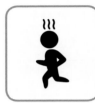 

1）理　論

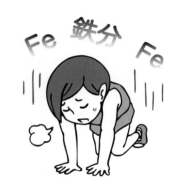

アスリートにおける貧血の中で高頻度に起こるのが，
鉄欠乏性貧血である．主な原因は鉄の喪失，鉄必要量の
増加，鉄摂取量の不足である．運動により，肝臓から分
泌される鉄代謝調節ホルモンのヘプシジンが増加するこ
とにより，鉄代謝に影響を与えていることが報告されて
いる．エネルギーバランスが負の状態では，ヘプシジン
が増加し，鉄代謝にマイナスの影響を与えることも報告
されている．鉄栄養状態を改善するためには，鉄摂取量
だけでなくエネルギーおよびたんぱく質なども十分に摂
取できているか，考慮する必要がある．

また，アスリートの貧血には，トレーニングを行うこ
とによって血しょう量が増大し，相対的な濃度が低下する**希釈性貧血**（見かけ上の貧血），
赤血球が物理的な刺激（走行時や跳躍時の足底への刺激）により破壊されることで起きる
溶血性貧血などがある．

鉄の推奨量は男性（18～29歳）7.0 mg，女性（18～29歳，月経あり）10.5 mgである
が，日常的に運動を行っている場合，摂取すべき鉄量は一般人よりも多くなる．競技別の
貧血症状に対する指標はまだ明確ではないが，選手は高い鉄栄養状態であることが望まれ
る．

アメリカスポーツ医学会（ACSM）では，鉄欠乏予防のための摂取量を，男性8 mg，
女性18 mgと示している．ただし，この量が必ずしも必要であるとも限らない．鉄サプ
リ摂取による鉄過剰摂取がヘプシジンを増加させることが報告されており，使用には注意
が必要である．また，貧血の原因が消化管の出血や痔，月経血の過多にあれば，その症状
に対する治療や予防が必要である．食事による鉄不足の要因として，欠食や偏食などの食

生活の乱れが挙げられる．特に女子アスリートや減量アスリートにおいては鉄の摂取不足にならないよう注意が必要である．

（1）鉄欠乏性貧血予防における栄養摂取のポイント

① 十分な食事量の確保（過不足ないエネルギー量の摂取）

十分なエネルギー量を確保するためには，欠食せず，必要があれば食事回数を増やす必要がある．

② 適正な鉄の摂取（利用効率を考慮した鉄補給）

食品中に含まれる鉄には，肉や魚などの動物性の食品に多く含まれるヘム鉄，野菜や大豆，海藻の中に多く含まれる非ヘム鉄の2種類があり，鉄の吸収率はヘム鉄が約15〜25％，非ヘム鉄が約2〜5％と異なることに注意する（表10-1）．

表10-1　ヘム鉄，非ヘム鉄を含む食品例

『ヘム鉄』を多く含む食品	【肉　類】レバー（豚，鶏，牛），牛もも肉，牛ヒレ肉 【魚　類】かつお，まぐろ，まいわし，さんま 【貝　類】あさり水煮，しじみ水煮
『非ヘム鉄』を多く含む食品	【野　菜】小松菜，水菜，ほうれん草 【海藻類】ひじき（乾） 【豆　類】豆腐，厚揚げ

③ 鉄吸収を亢進するものは積極的な摂取を心がける

吸収率の低い非ヘム鉄では，吸収率を上げる効果のある栄養素（たんぱく質，ビタミンC）を同時に摂取する．また，鉄吸収を阻害するもの（タンニン，フィチン酸，食物繊維）に注意する．サプリメントは特殊な環境時（遠征・合宿など）に使用を検討する．

（2）具体的な献立作成のポイント

- 欠食せず，毎食適切な量の摂取を心がける．
- 鉄含有量の多い食材を使用する．緑黄色野菜や豆類，海藻類にも多く含まれるが，肉や魚に比べて吸収率の低い鉄（非ヘム鉄）が多いことから，特にヘム鉄を多く含む食品の摂取が望まれる．また，野菜や果物に多く含まれるビタミンCは非ヘム鉄を3価から2価へ還元させる働きがあり，これにより吸収率が高まることから，鉄とともに摂取するように心がける．
- コーヒーや緑茶にはタンニンが多く含まれ，鉄の吸収を阻害することから摂り過ぎには注意する．

2) 実践・栄養補給量の考え方

(1) 現在の身体組成の把握と目標

対　象	男性陸上長距離選手（持久系）　年齢：25歳
身体状況	身長 178 cm,　　　　　体重 66 kg, 体脂肪率 7 %,　　　　体脂肪量 4.6 kg, 除脂肪量 61.4 kg,　　ヘモグロビン 13.1
生活活動記録	6：30　　　　　　　　起　床 6：45〜 7：45　　　練　習（3回/週） 9：00〜17：00　　　業　務（12：00 昼食） 18：00〜20：30　　　練　習（5回/週） 21：00　　　　　　　夕食・休憩・勉強・入浴 25：00　　　　　　　就　寝
1日での消費エネルギー量	4,100 kcal

①　個人目標

- 3ヶ月後の大会までに体重を維持させ，コンディションを整えた状態で試合に臨む.

②　食生活状況

- 3ヶ月で体重が2kg減少し，筋量も0.5kg減少したが，現在は体重が維持されている. 特に主食の量を意識しており，毎食しっかり摂取するように心がけている.
- 学生時代の体重は63kgであり，このころは症状（めまい，立ち眩み）があり，貧血と診断されていたが，現在は改善されている.
- 今後は練習量を増加し，試合に向けて追い込む時期となることから，これ以上の体重減少は控えたい. 食事は基本的に寮で摂ることが多く，毎食1合近くの白米を食べており，さらに間食（補食）としてお腹がすいた時には菓子パンなどを摂取している. 好き嫌いがあり，好みでないものは残すことも多い.

(2) 栄養補給計画

①　十分な食事量の確保（過不足ないエネルギー量の摂取）

- 現状において体重変動がみられないことから，エネルギー摂取量はそのままとする.
- 糖質およびたんぱく質は適正範囲内であるが，除脂肪量の減少傾向があったことから，たんぱく質は 1.4 g/kg 体重を目標とする.
- エネルギー消費量が多く，特に糖質摂取量が多いことから，ビタミン B_1，B_2 の摂取量は，推奨量以上を目標とする.

②　適正な鉄の摂取（利用効率を加味した鉄補給）

- 鉄摂取量に関しては，様々な見解があるが，エネルギーやその他の栄養素が満たせているならば，鉄欠乏予防のためには少なくとも 8 mg 以上の摂取量を心掛け，鉄含有量の多いものを摂取する.

③ 鉄吸収を亢進するものは積極的な摂取を心掛ける

- たんぱく質の摂取以外にも，ビタミン C においては推奨量（100 mg）以上を心掛け，鉄含有量の多い食品と同時に摂取するようにする．

実践例（鉄欠乏性貧血予防）の栄養補給計画

	1 日の平均的な栄養素等摂取量	栄養補給量の設定
エネルギー（kcal）	3,800	3,800
たんぱく質（g）	82（1.2 g/kg 体重） エネルギー比率　8.6 %	110（1.7 g/kg 体重） エネルギー比率　11 %
脂　質（g）	126 エネルギー比率　29 %	105 エネルギー比率　25 %
炭水化物（g）	583 エネルギー比率　61 %	594（9.0 g/kg 体重） エネルギー比率　64 %
カルシウム（mg）	623	800 以上　耐用上限量 2,500
鉄（mg）	6.8	8.0 以上　耐用上限量 50
ビタミン A（μgRAE）	321	850 以上　耐用上限量 2,700
ビタミン B₁（mg）	1.7	2.0 以上
ビタミン B₂（mg）	1.8	2.3 以上
ビタミン C（mg）	136	100 以上

(3) 行動計画（献立の工夫）

- 基本毎日エネルギー不足にならないよう，食事をバランスよく食べることを意識する必要があるが，胃腸の状態が悪ければエネルギー・栄養素の必要量を満たせないことが考えられる．また，消化・吸収する時間を設けるためにも，食後はゆっくり休むことも重要である．

- 動物性食品（肉類・魚介類）には，吸収率の良いヘム鉄が多いことから，日常的に摂取量を増やす必要があるが，動物性食品の摂り過ぎにより，たんぱく質や脂質のエネルギー摂取量やビタミン A などが過剰になる可能性があることから，鉄に関しても量と質のバランスが大切である．

- ビタミン C の多い野菜として赤ピーマン，果物としてイチゴやキウイなどが挙げられ，エネルギー過剰にならないよう注意が必要であるが，意識して摂取すべきである．

- 通常の食品から十分に鉄摂取ができない場合には，鉄サプリメントの使用も検討する必要があるが，過剰摂取にならないよう医師や管理栄養士のサポートを受けるべきである．

【貧血予防対象者（3,800 kcal）の献立例】

〈エネルギー・栄養素量〉

エネルギー （kcal）	3,842
たんぱく質 （g）	112 （1.7 g/kg 体重）
脂　質 （g）	106
炭水化物 （g）	603 （9.1 g/kg 体重）
カルシウム （mg）	857
鉄 （mg）	14.2
ビタミン A （μgRAE）	1,288
ビタミン B$_1$ （mg）	2.01
ビタミン B$_2$ （mg）	2.33
ビタミン C （mg）	274

【朝　食】
　ご飯　300 g
　大根のみそ汁
　ハムエッグ
　野菜サラダ
　牛　乳

【補食①】
　おにぎり（鮭・ごま）

【昼　食】
　ご飯　350 g
　ぶりの照り焼き
　豆腐のつくね揚げ
　青菜のソテー
　つけ合わせ
　（トマト・ブロッコリー）

【補食②】
　おにぎり（ツナマヨ）

【夕　食】
　ご飯　350 g
　ミートローフ
　つけ合わせ
　（インゲン・ニンジン）
　チャウダー
　キウイフルーツ

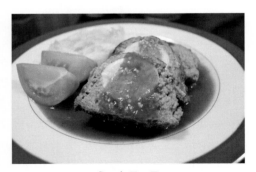

ミートローフ

10.5　スポーツ栄養における熱中症の対策

　熱中症とは，暑熱環境に身体が適応できなくなった状態の総称であり，熱失神，熱けいれん，熱疲労，熱射病といった病型がある．特に暑熱環境下での運動は，体温が大きく上昇するとともに発汗量が増大し，脱水が起こりやすくなり，熱中症になるリスクが高くなる．

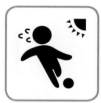

1）理　論

　熱中症を予防するためには「熱中症予防のための運動指針」に示されているように**湿球黒球温度（WBGT）**を基準とした環境温度の把握が必要となる．暑熱環境下では気温，湿度，輻射熱，気流の4項目が身体へ影響を与える要因となる．WBGTは気温，温度，輻射熱の3項目から算出される暑さ指標である（図10-6）.

WBGT℃	湿球温度℃	乾球温度℃		
㉛	㉗	㉟	**運動は原則中止**	特別の場合以外は運動を中止する．特に子どもの場合には中止すべき．
㉘	㉔	㉛	**厳重警戒**（激しい運動は中止）	熱中症の危険性が高いので，激しい運動や持久走など体温が上昇しやすい運動は避ける．10〜20分おきに休憩をとり水分，塩分を補給する．暑さに弱い人*は運動を軽減，または中止．
㉕	㉑	㉛	**警　戒**（積極的に休憩）	熱中症の危険が増すので，積極的に休憩をとり適宜，水分・塩分を補給する．激しい運動は30分おきくらいに休憩をとる．
㉑	⑱	㉔	**注　意**（積極的に水分補給）	熱中症による死亡事故が発生する可能性がある．熱中症の兆候に注意するとともに，運動の合間に積極的に水分・塩分を補給する．
			ほぼ安全（適宜水分補給）	通常は熱中症の危険は小さいが，適宜水分・塩分を補給は必要である．市民マラソンなどではこの条件でも熱中症が発生するので注意．

*体力の低い人，肥満の人や，暑さになれていない人など．

図10-6　熱中症予防のための運動指針

（資料：日本スポーツ協会「スポーツ活動中の熱中症予防ガイドブック」より）

　また，日本スポーツ協会では，「スポーツ活動中の熱中症予防5ヶ条」として以下のように示している．

---

1. 暑いとき，無理な運動は事故のもと
2. 急な暑さに要注意
3. 失われる水と塩分を取り戻そう
4. 薄着スタイルでさわやかに
5. 体調不良は事故のもと

---

(1) 暑熱環境下における身体への影響

　発汗による脱水は，身体へ様々な影響を与える．水分補給を行わないと血液量の減少や心拍数の上昇など循環器系への影響が大きくなることが知られている．さらに，暑熱環境下での運動は，体温の上昇が生じやすくする．水分補給を行わないことで直腸温の上昇が大きくなり，運動の継続が困難になってしまう．

　恒温動物であるヒトは，体温が約37℃になるように熱産生と熱放散を行うことで体温を一定に調節している．例えば，運動時は骨格筋の代謝により熱産生を生じるが，放射や対流，蒸発といった熱放散によりバランスを保っている．これらのうち発汗に伴う蒸発が運動中の熱放散の大半を占めているものの，発汗は身体から水分を損失し脱水状態を進行させることになる（図10-7）．

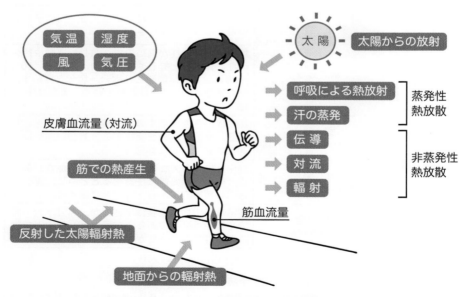

図10-7　運動時の環境ストレスと熱放射経路

（資料：日本スポーツ協会「スポーツ活動中の熱中症予防ガイドブック」より）

　脱水により血液量の低下が生じると，血流量も低下が生じ，全身の血管から熱放散ができなくなる．その結果として熱中症を発症することになる．特に運動中は発汗量が多くなることもあり，運動パフォーマンスの低下や身体へ様々な症状を引き起こすことがある．特に暑熱環境下（30℃）においては，体重の減少率が2％になると持久系運動パフォーマンス能力の低下が起きる．その他にも口渇感や食欲の減退，血液濃縮，尿量の減少といった症状をきたすことが示されている．さらに脱水が進み体重の減少率が10％を超えると筋痙攣や失神，循環不全が生じ，20％以上になると死に至るとされている．そのため，身体から損失した水分量を適切に補給することが求められる．

1時間あたりの発汗量の計算

$$発汗量 = \frac{運動前の体重（kg）－運動後の体重（kg）＋飲水量（L）}{運動時間（時間）}$$

脱水率の計算

$$脱水量 = \frac{運動後の体重（kg）－運動前の体重（kg）}{運動前の体重（kg）} \times 100$$

（2）熱中症のリスクを下げるポイント

　「スポーツ活動中の熱中症予防ガイドブック」では，発汗量に見合った水分補給を行う必要があるとし，体重減少が体重の2％以内に収めることを目安としている．そのためにも，運動中に水分補給を自由に行うことができる環境づくり，喉の渇きに応じた自由摂取を行うことが必要である．また，摂取する飲料は，「5～15℃に冷やした水を用いる」，「飲みやすい組成にする」，「胃にたまりにくい組成および量にす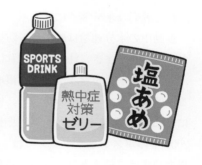
る」ことが推奨されている．また，ミネラルやエネルギーの補給として飲料の組成は，0.1～0.2％の食塩と4～8％程度の糖質が含まれていることが効果的である．体内における浸透圧の関係から糖質濃度が高くなると胃の通過速度が遅延することが示されている．
　運動中は発汗により脱水が進行することから水分の吸収が速やかに行われるべきであり，水分利用が最大になる組成は糖質濃度が4～8％となる．運動中に適切な水分補給を行うことは，循環器系への負担軽減や深部体温の上昇を抑制するといった生理学的応答から熱中症予防へと繋がることとなる．

(3) より効果的な身体冷却方法

近年では，これまでのスポーツドリンクでの水分補給のみならず，氷と飲料水が混合しているアイススラリーといわれるシャーベット状の飲料を摂取することが熱中症の予防に効果的であることも提唱されている．アイススラリーの温度は，冷却された飲料の温度よりも低く，大きな身体冷却効果を得られるためである．また，アイススラリーの摂取での身体冷却を行うことにより持久系運動パフォーマンスの改善や中枢性疲労の軽減も期待されることが示されている．

さらに，熱中症予防のためには，身体内部からの冷却（水分補給やアイススラリー摂取）と身体外部からの冷却（アイスバスやアイスパックなど）を組み合わせることが重要である．

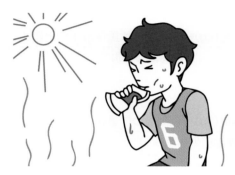

(4) 過剰な水分補給には注意

運動中の水分補給は熱中症予防や運動パフォーマンスの低下防止の観点から重要であるが，水の摂りすぎに注意しなければならない．発汗によって身体からナトリウムが損失した状態で電解質を含まない水を摂取しすぎると低ナトリウム血症を引き起こす可能性がある．低ナトリウム血症の症状は，倦怠感や吐き気，嘔吐，筋肉のこむら返りであり，重症になると肺水腫や脳浮腫，呼吸困難，意識障害が生じ，死に至ることもある．実際に2002 年のボストンマラソンでは，レース前後で体重が増えた走者や完走タイムが 4 時間以上の走者に低ナトリウム血症の発症者が多いことが調査されている．したがって，水分摂取を意識することは重要であるが，のどの乾きに応じた適切な水分補給が勧められる．

2）実践・水分補給の考え方

（1）スポーツドリンクの選び方

　スポーツドリンクなど電解質や糖質を含む飲料が体内に吸収されるには**浸透圧**が関係している．浸透圧とは，半透膜の壁で分けられた状態で濃度の異なる溶媒が存在したときに生じる圧力のことで，浸透圧が低い溶液から高い溶液へと水分が移動し，濃度が高い溶液を薄めようとする作用を持つ．ヒトの体内では，小腸において管腔側と血液側の浸透圧の差によって水分の吸収が行われる．浸透圧が体液と等しい場合を**等張性**（アイソトニック），低い場合を**低張液**（ハイポトニック）という．

　多くのスポーツドリンクは糖質と電解質を含んだ**アイソトニック飲料**となっている．これはグルコースが吸収されることによって血液側の浸透圧が高くなり，それに伴って水分の吸収が促進されることを利用している．したがって，汗で失われるナトリウムやエネルギー補給として糖質を摂取する場合に適している．一方，**ハイポトニック飲料**は血液側の方が管腔側に比べ浸透圧が高く，摂取した飲料が体内へ吸収されやすくなっており，水分補給を優先したい場合に適している．

　スポーツドリンク以外にも**経口補水液**が市販されている．経口補水液は塩分濃度が高めに設定されており，熱中症の症状がある場合や長時間におよぶ運動で大量の汗が出て脱水状態になっている際に利用することを考えたい（表10-2）．

表10-2　スポーツドリンク・経口補水液の成分（例）

推　奨	A：アイソトニック 飲料 エネルギー補給時	B：ハイポトニック 飲料 水分補給優先時	C：経口補水液 脱水状態時
エネルギー	24 kcal	11 kcal	9 kcal
炭水化物	5.7 g	2.9 g	2.3 g
ナトリウム	48 mg	40 mg	**115 mg**

※（100 mLあたり）

（2）自家製スポーツドリンクの調製

　「スポーツ活動中の熱中症予防ガイドブック」で推奨されている飲料の組成をもとに自らでスポーツドリンクを作ることができる．濃度が体液より薄くなるようにすることが重要である．例えば，水1Lに対して，食塩小さじ1/3程度（約2g），砂糖大さじ3〜4程度（約27〜36g）を混ぜ，風味をつけるためにレモン汁などの果汁を加えることで調製が可能である．砂糖の代わりにハチミツを用いてもよい．

　手作りでスポーツドリンクを作成することで自分の好みのものにすることができる．

第11章 期分けによる栄養管理

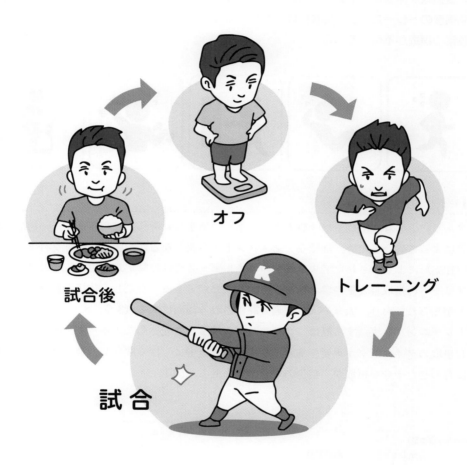

オフ

トレーニング

試合

試合後

　アスリートは，種目の年間スケジュールや試合時期に合わせてトレーニングを行っています．運動能力の向上および疲労と適応の管理を通してピークパフォーマンスをもたらすトレーニング計画のことを「ピリオダイゼーション（期分け）」といいます．トレーニング期，試合期，オフ期（移行期）などチームの目標によって運動強度や時間が異なることから，期分け別の栄養管理は，競技力向上を目指した身体づくりには重要です．

　この章では各期における食事内容やタイミングについて学びます．

11.1　トレーニング期の栄養管理

　トレーニングを行う場合，過負荷を与えることが基本的原理であり，身体はより大きな負荷を与えることによって，その負荷に適応した体力や競技力を獲得する．その際，適切な栄養摂取や休養が不十分な場合，疲労回復が遅延し，競技能力の低下が起こる．継続的な高強度のトレーニングの実践には，トレーニング量に見合った十分なエネルギーおよび栄養素の摂取が不可欠である．

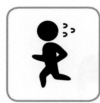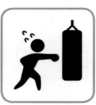

1）理　論

　アスリートの身体活動量は一般人よりも高く，望ましい身体組成やエネルギー消費量は種目によって異なるため，詳細なアセスメントが必要となるが，国立スポーツ科学センター（JISS）により示されたアスリートのエネルギー必要量の算定式を用いることにより，アスリートの摂取目安量の参考値を算出することができる．ただし，体格の影響を受けることが知られており，大きい人ほど過大評価される傾向にある（8章，8.1参照）．

　トレーニングを実践する際は，グリコーゲン貯蔵を優先としたエネルギー摂取の確保と糖質摂取のタイミングが重要である．糖質摂取は疲労にも深く関与し，運動強度や継続時間に合わせた十分な摂取が，疲労の発現を遅らせる（図11-1）．

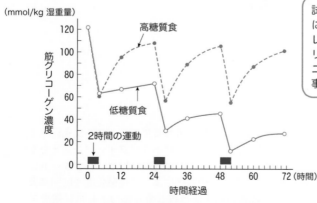

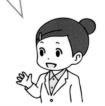

試合後やトレーニング後の糖質補給によって翌日以降の筋グリコーゲンレベルに大きな差が生じます．筋グリコーゲン量の減少により，トレーニングの質の低下に繋がったりする事もあります．

図11-1　糖質摂取量の差が筋グリコーゲン回復におよぼす影響

（資料：Costill DL and Miller JM:Nutrition for endurance sport;carbohydrate and fluid balance.Int J Sports Med 1:2-14, 1980. より）

　さらには筋グリコーゲン合成には，糖質だけではなく，たんぱく質を同時に摂取することが，より筋グリコーゲンの合成を高めるとされ，トレーニング後の速やかな糖質およびたんぱく質の補給がエネルギー回復につながると考えられる（図11-2）．しかし，過剰に糖質を摂取しても大幅に筋グリコーゲンの合成が高まるわけではない．

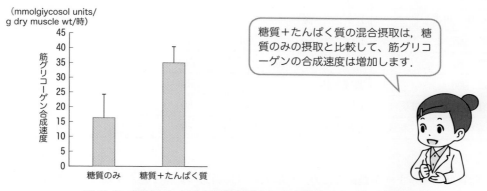

図 11-3　**糖質とたんぱく質混合摂取による筋グリコーゲン合成量**

（資料：van Loon LJ, Saris WH, Kruijshoop M & Wagenmakers AJ, 2000, Maximizing postexercise muscle glycogen synthesis: carbohydrate supplementation and the application of amino acid or protein hydrolysate mixtures, Am J Clin Nutr, 72(1), 106-111）

　アスリートにおける糖質摂取量の目標値は前述の表8-3のように，運動強度や継続時間によって必要となる糖質量は異なることがわかる．高強度の運動では，1日あたり6～10 g/kg 体重の糖質摂取が必要となり，体重70 kgの場合，420～700 gとなる．

　トレーニングを実施しているアスリートのたんぱく質摂取量に関しては，栄養と食事のアカデミーとアメリカスポーツ医学会，カナダ栄養士会の公式見解である「栄養とアスレティックパフォーマンス」においては，概ね1.2～2.0 g/kg 体重/日を摂取することが推奨されており，期分けされた計画の中でそれぞれ調整していく必要がある．1日の総たんぱく摂取量も重要であるが，筋への適応を最大限に高めるためには，1日を通してトレーニング後から0.3 g/kg 体重のたんぱく質を一定間隔（3～5時間毎）で摂取することも大切である．表 11-1 に主な食品に含まれるたんぱく質含量を示す．

表11-1　主な食品に含まれるたんぱく質含量

食 品	目安量	重量（g）	たんぱく質（g）
鶏もも肉（皮付き）	1/2枚	150	24.9
鮭	1切れ	80	17.8
鶏　卵	1個	50	6.2
豆腐（絹ごし）	1/4丁	100	4.9
納　豆	1パック	40	6.6
牛　乳	コップ1杯（200 cc）	210	6.9
ご　飯	茶碗1杯	150	3.8
食パン（6枚切り）	1枚	60	5.6
スパゲッティ（乾燥）	1食分	80	9.8

　脂質はエネルギーが豊富なため，摂取過剰は体脂肪の蓄積をきたすが，細胞膜などの身体構成成分，生理活性物質による身体機能の調整など，必要不可欠な栄養素である．少なくとも男性3％，女性12％の体脂肪量は必要とされることから，極端なエネルギー制限および脂質の摂取制限はするべきではない．「日本人の食事摂取基準（2020年度）」では，総エネルギー摂取量に対して20〜30％を目標量としている．運動種目や身体組成を指標にしつつ，糖質やたんぱく質の摂取量により調整を行う必要がある．

　ビタミンは各種代謝の補酵素や生理機能を正常に維持する働きがあり，摂取不足は運動時の競技能力を低下させる．ミネラルは生体組織の構成成分や生体組織の調節に働き，特にカルシウムや鉄の摂取不足が問題となるケースが多い．少なくとも「日本人の食事摂取基準（2020年度）」の推奨量や目安量を確保できるよう注意しなければならない（巻末資料参照）．ただし，個人差により必要量は異なる可能性が高いことも留意した上で十分量が確保できる栄養補給量の設定が必要である．

2）実践例

（1）タイムスケジュールに沿った食事のポイントやタイミング例

大学生アスリート
【1日のタイムスケジュール】
起　床　7：00
朝　食　7：30
昼　食　12：00（休憩1時間）
トレーニング　16：00〜18：30
夕　食　20：30
就　寝　23：00

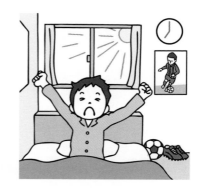

① 朝　食

起床後の身体は，体温，血糖値が低下しており，肝臓および筋グリコーゲンが減少している．また，水分も不足状態となっていることから，朝食をしっかりと食べる習慣づけが重要である．速やかなエネルギー補給となるよう消化・吸収の良い食品を選択する中で，バランスを考えて摂取する必要がある．

【朝食の献立例】
ご飯
みそ汁（豆腐，わかめ，油揚げ）
卵焼き
ウインナーソテー
マカロニサラダ
フルーツヨーグルト

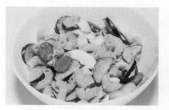

マカロニサラダ

② 昼　食

午後の活動やトレーニングに備えるためにもエネルギー効率を考え，ビタミンやミネラルのバランスにも心がける必要がある．しかし，短い休憩時間のため早食いになることも多く，お腹を満たすことが優先され，丼ものや麺類単体になるような場合の食事は，ご飯の量が多く，動物性たんぱく質に偏り，揚げ物などの油脂も多く使用したものが多い．エネルギー源となる栄養素の確保になるが，ビタミンやミネラルの摂取が少なくなる．なるべくおかずの種類が多い弁当（幕ノ内弁当など）を選択したり，少量のおかずを別に準備したりするとよい．その際，ビタミンCを含む野菜サラダや，ビタミンA，食物繊維を含むきんぴらごぼうのような惣菜は便利である．

【昼食の献立例】
〈弁当〉
ご　飯
ミートボールのトマト煮込み
具入り卵焼き
五目豆
つけ合わせ（ブロッコリー・レタス）

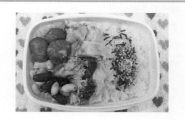

③ 補 食

　補食は，3食で賄うことのできない栄養素を補う食事として，上手く活用すべきである．消費されるエネルギー量は運動の種類や時間により異なるが，男性 70 kg の選手がサッカーの練習（7 METs）を 1 時間行った場合は，およそ 500 kcal 消費されることになる．空腹状態でのトレーニング開始は貯蔵エネルギーの枯渇が早く，エネルギー不足による血糖値の低下，更には集中力の低下を引き起こす．ケガや体調不良を予防するためにもタイミングを考えて栄養補給するべきである．また，トレーニング直後に食事を摂れる環境であれば良いが，数時間空いてしまう場合には摂取を検討するべきである．

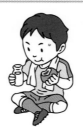

【補食の献立例】
糖質メイン
　おにぎり・あんぱん・バナナ
糖質＋たんぱく質：
　おにぎり＋ゆで卵
　（ちくわ・サラダチキン）
　あんぱん・カステラ＋牛乳　など

④ 夕 食

　トレーニングにより消耗したエネルギーの補給と身体の損傷を回復させるためにも不足しがちな栄養素とともにエネルギー源を補給する必要がある．翌日からのトレーニングに備えて，コンディションを保つためにも重要である．

【夕食の献立例】
ご　飯
豚肉の生姜焼き
すいとん
ひじきの炒め煮
牛　乳

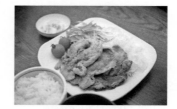

豚肉の生姜焼き

11.2　試合期の栄養管理

　試合時に最大限の能力を発揮するためには，試合日程に合わせた体調・体重調整が必要となる．中でも，トレーニングにより消耗したグリコーゲンを回復させ，筋グリコーゲンを常に最大に維持することは，十分なトレーニングの実施と試合時の最大パフォーマンスの発揮に影響を与える．より多くの筋グリコーゲン補給のためには，その試合に向けた栄養管理が必要となる．

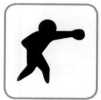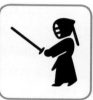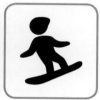

1）理　論

（1）試合前調整期

　試合において，練習通り，あるいはそれ以上の実力を発揮するために試合前の過ごし方は重要な要素となる．また，試合前の食事により，パフォーマンスは影響を受けることが明らかとなっている．体内に貯蔵されている糖質はグリコーゲンであり，このグリコーゲンは運動中に最も大切なエネルギー源となるため，試合までに貯蔵量を高めておくとパフォーマンスの維持，向上に有効になる．2時間以上にわたって持続的に行われる種目では，よりグリコーゲンを蓄える方法として，グリコーゲンローディン

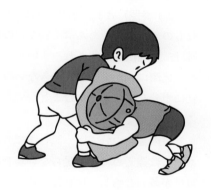

グ法（p.122 参照）があげられる．実施方法による差や個人差はあるが，筋肉中のグリコーゲン量は標準を超えておよそ2〜3倍に増加し，肝グリコーゲン量はほとんど倍に増加すると報告されている．しかし，試合前に運動量を少なくするのに伴い，食べる量も少なくしなければ体重が増加する．また，グリコーゲンを肝臓や筋肉に蓄えるときに水も一緒に蓄えられるため，グリコーゲンが蓄えられれば蓄えられるほど水の蓄えも多くなり体重が増加するため，体重を維持するためにどうすべきかを常に考えなければいけない．また，グリコーゲンローディング法を試合でいきなり実践するのではなく，オフシーズンや記録会のときなどに試行し，自分に合った方法を見つけるべきである．

具体的な食事のポイント

　試合前は，試合開始時間にあった生活リズムで過ごすことが必要な場合がある．特に試合開始時間は，食事時間を考えて設定されているとは限らないため，試合に合わせて食事を組み込むことが重要となる．消化・吸収やエネルギー代謝を考慮し，少なくとも3時間前に朝食をとるように心がける必要がある．逆算して朝食の時間や起床の時間を考え，当日最高のコンディションで試合を迎えるためにも，試合1週間前位から試合の開始時間に合わせた生活リズムにする必要がある．試合前の数日間に練習量を抑えることがあるが，これにより消費エネルギー量が減少し，摂取エネルギー量が上回ってしまうと体重増加に繋がってしまうことから，思うがままに食べることがないよう，体重管理が必要である．朝の起床時や排尿時に限らず頻繁に体重を測定し，体重の増減に敏感になることは，試合時の実力発揮に大きく影響する．

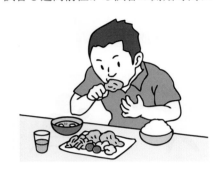

(2) 試合当日の食事

　食事の基本は，筋肉と肝臓のグリコーゲン蓄積を最大に維持するために高糖質食（9章，9.1参照）とし，消化の良い食べ物にする．ガスの発生を促進する食物繊維を多く含むものや，脂肪やたんぱく質などの消化に時間のかかるものを大量に食べたりすることは避け，調理法も消化されやすいように工夫すべきである．ビタミンやミネラルは，エネルギー代謝に欠かすことができないので，必要量が確保できる食事の内容にする．食事の献立に十分な栄養素を含むことができなければ，サプリメントを必要な量だけ摂取して補うことも大切である．

　食事の量については，試合までの時間や軽食の有無などを考慮しなくてはならない．基本的には控えめにし，足らない場合は間食や軽食で補うようにすると良い．決めていた食事量が多いと感じた場合は，無理をせず，食べたい量のみ食べるようにすることも大切である．

　緊張することによって，通常のトレーニングでは開始1時間前に食事をしてもパフォーマンスに影響がない競技者でも，試合になると緊張が加わることにより，消化・吸収が抑制されることがある．消化・吸収は副交感神経優位の状態で消化管が活発に動きスムーズに進行する．しかし，試合前のように常に緊張状態にある場合には消化管の活動は抑制され，通常よりも消化・吸収力が落ちる．緊張の度合いを的確に把握し，適切な食事管理を行うことが重要である．

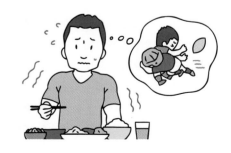

具体的な食事のポイント

　試合の規模にもよるが，試合前は緊張するため，遅くとも試合開始3時間前までには普段食べている内容の食事を済ませておくのが良い．しかし，早朝や昼前後，夜遅くに試合がある場合は3食のうち1食は普段通りの食事ができない状況となるため，軽食や補食を上手く利用すべきである．1日に2試合以上行う場合には，試合前から準備を行い試合直後の糖質補給によりグリコーゲンを回復させ，次の試合に挑まなければならない．また，試合間隔が1〜2時間という短い場合には，食事を食べることができない代わりにゼリーや糖質の入った飲料，サプリメントを利用し，できる限り前の試合で失ったエネルギーや栄養素を補う必要がある．

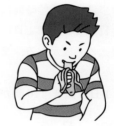

【試合当日朝食例】	【次試合までの栄養補給例】
・おにぎり	・おにぎり
・うどん（餅入り）	・バナナ
・おかず1品程度	・エネルギーゼリー
（卵焼き）	（栄養補助食品）
・100% 果物ジュース	・スポーツドリンク

（3）試合後の食事

　試合後の食事は，消化の良い内臓に負担をかけない食品や調理法で作られた栄養価の高い食事にし，回復に必要な栄養素を補給しなければならない．

　トレーニング時と同様，試合によりエネルギー源，ビタミン，ミネラルが消費される．試合が終わった後も回復するために何か手段を取らなければ，その後の練習に支障をきたすことになる．また，何日間か連戦する場合などは，特に試合後の回復が重要な要素となる．心理的には試合が終わった後は，好きなものを思いっきり食べたいと思うかもしれないが，試合は心身共に負担があり，内臓も疲労させていることをしっかり認識し，消化・吸収しやすいものを食べるようにする．

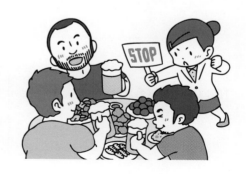

　試合は種目にもよるが，練習時よりも運動時間が短いことから，競技者が考えているよりも消費エネルギー量が少ない場合がある．このような場合には，試合時の運動量（消費エネルギー量）を的確に把握し，必要以上に摂取しないように注意する．

具体的な食事のポイント

　具体的には，脂身の多い肉や魚，揚げ物，肝臓で解毒しなければならないアルコールの摂取は控えるべきである．試合結果により精神的に落ち込んだ時や極度の疲労時には食欲が落ちることがある．このようなときは，最低限必要な栄養素を摂取するためにも，食品をなるべく食べやすい状態にして摂取する．あるいはサプリメントの利用を検討する．翌日試合がある場合，消耗したエネルギーや栄養素の回復のため，バランスの取れた食事を心がけ，貯蔵グリコーゲン量を高めておくと有利である．

2）実践例

（1）試合当日の栄養補給例（大学生ラグビー選手）

　試合当日は，開始時間に合わせた栄養補給のタイミングを考えることが重要であり，競技の性質によっては 1 日に複数回の試合が行われるため，適切な栄養補給により万全の態勢を整える必要がある．また暑熱環境下の場合は，熱中症対策も併せて行う必要がある．

①　1 日 1 試合（10 時からの場合）

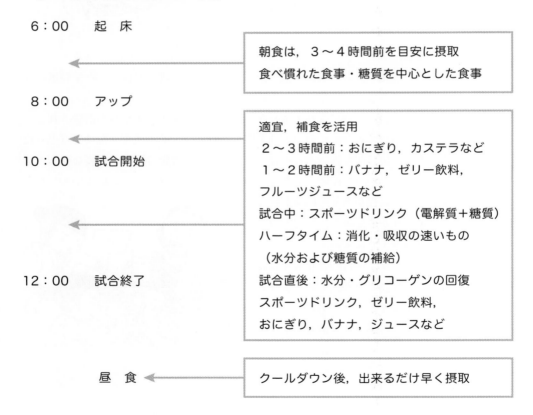

6：00	起　床	朝食は，3〜4 時間前を目安に摂取 食べ慣れた食事・糖質を中心とした食事
8：00	アップ	適宜，補食を活用 2〜3 時間前：おにぎり，カステラなど 1〜2 時間前：バナナ，ゼリー飲料，フルーツジュースなど
10：00	試合開始	試合中：スポーツドリンク（電解質＋糖質） ハーフタイム：消化・吸収の速いもの（水分および糖質の補給）
12：00	試合終了	試合直後：水分・グリコーゲンの回復 スポーツドリンク，ゼリー飲料，おにぎり，バナナ，ジュースなど
	昼　食	クールダウン後，出来るだけ早く摂取

② 1日1試合（14時からの場合）

7：00　　起 床

> いつも通りの時間に摂取
> 試合開始時間から逆算して，昼食も調整

11：00頃

> 試合開始3時間前を目安に摂取
> 　（遅くとも11：30までには）
> 適宜，補食を活用
> 　2～3時間前：おにぎり，カステラなど
> 　1～2時間前：バナナ，ゼリー飲料，
> フルーツジュースなど
> 試合中：スポーツドリンク（電解質＋糖質）

14：00　　試合開始

> ハーフタイム：消化・吸収の速いもの
> 　（水分および糖質の補給）

16：00　　試合終了

> 試合直後および夕食までの間
> 　：スポーツドリンク，ゼリー飲料，
> おにぎり，バナナ，ジュースなど
> 　（夕食に影響しない程度に摂取）

夕 食

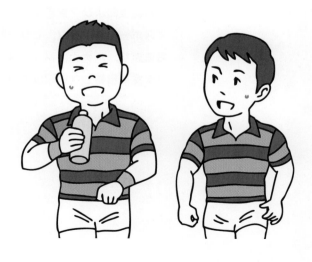

③　**1日2試合（10時，15時からの場合）**

6：00　起　床

> 朝食は，3〜4時間前を目安に摂取
> 食べ慣れた食事・糖質を中心とした食事

8：00　アップ

> 適宜，補食を活用
> 2〜3時間前：おにぎり，カステラなど
> 1〜2時間前：バナナ，ゼリー飲料，
> フルーツジュースなど

10：00　試合開始

> 試合中：スポーツドリンク（電解質＋糖質）
> ハーフタイム：消化・吸収の速いもの
> 　（水分および糖質の補給）

12：00　試合終了

> クールダウン後，次の試合に備えてできる
> だけ早く補食を活用した栄養補給を行う．
> スポーツドリンク，ゼリー飲料，おにぎり，
> バナナ，ジュースなど

　　　補　食（昼　食）

15：00　試合開始

> 試合中：スポーツドリンク（電解質＋糖質）
> ハーフタイム：消化・吸収の速いもの
> 　（水分および糖質の補給）
> 試合直後および夕食までの間
> 　：スポーツドリンク，ゼリー飲料，
> おにぎり，バナナ，ジュースなど
> 　（夕食に影響しない程度に摂取）

17：00　試合終了

　　　夕　食

11.3　オフ期の栄養管理

　オフ期は，次のシーズンの移行期として，身体的・精神的回復を図ることが目的となる．そのため，練習や故障などからの回復期間として重要であるが，この時期にトレーニング量や質が低下することにより，今までよりもエネルギー摂取量を少なくする必要がある．

　体重や体組成の増減に注意が必要となることから，栄養バランスを崩さず，エネルギー摂取量の調整を行い，体重・体調管理を心がけることが重要である．また，生活リズムが乱れる傾向にあることから，積極的に身体活動を取り入れることで，本格的なトレーニング期へ準備することが出来る．

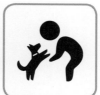

《コラム・こらむ・column》

緊張状態で起こる食問題

　緊張状態が続くと自律神経である交感神経が優位となり，消化・吸収能力が抑制，更には食欲も低下することが知られている．特に大事な試合前には食べ物の摂取を拒否する選手もいるが，競技に必要なエネルギーや栄養素の補給がない状態で試合に臨んでも良い結果が得られるわけがない．

　無理して摂食し，胃腸に負担がかかることを避けるためにも，「どのような食品を，どのくらいの量，どのタイミングなら食べられるか」を事前に検討しておく必要がある．

　また反対に食べ過ぎてしまう選手や試合の時だけ食べる選手もいる．しかし，多くの競技では試合直前に食べた食事が試合中に消化・吸収され，エネルギーとして利用されることは少ない．逆に直前に食べることで胃腸系のトラブルや低血糖にならないよう注意が必要となる．

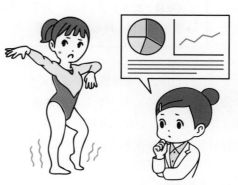

11.4　遠征中・合宿中の栄養管理

　遠征・合宿どちらにおいても通常と異なる環境の変化から，体調を崩しやすい．練習通りの実力を発揮するためには普段と同じ身体状態，精神状態にすることがとても大切であり，普段と同じような環境になるよう心がけなければいけない．

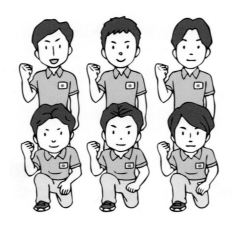

1）理　論

（1）情報収集・事前準備

　必要なエネルギー・栄養素を摂取できるよう，食事環境に関する情報を収集，滞在する宿や近隣施設での食環境の特徴や状況などを把握しておく．

> ・滞在先での食事提供場所
> ・食事形式
> 　（定食・ビュッフェ形式・カフェテリア形式）
> ・食事の追加・持ち込みの可否

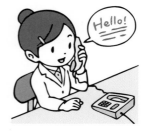

　また海外の場合，衛生面の確認も必要となることから食事に関して宿泊施設と相談することが重要である．あらかじめ提供される献立が分かれば，変更してほしい食材や調理法，追加してほしい献立を依頼し，いつも食べている料理や食材，味付けになるよう，料理提供者に注意書きを渡しておくことなども大切である．

（2）食事内容

　遠征先では，良いコンディションで試合に臨めるよう過剰摂取による腹痛などがおきないよう体重・体調管理に注意する．

　合宿の場合，トレーニング量に応じて食べる量を設定する必要がある．トレーニング量

が通常と異なることから，種目ごとの特性を加味し，消費エネルギー量の増減を考えて献立を検討する．また，合宿中のオフ日は，トレーニングがある時と異なり，リラックスした状態で消化・吸収することができるため，補給が不十分であった栄養素が補給できるようバランスの良い食事を心がける．

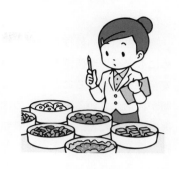

（3）食事時間の管理

　遠征先では，移動の際の食事と遠征先に到着してからの食事の確保を行わなければいけない．特に，海外遠征の場合は時差が生じるため，遠征先に到着してからの食事時間について事前の検討が必要である．宿泊施設によっては，食事時間に融通がきかない場合があるため，施設に対して弁当や別室を設けてもらうなどの対応についても相談しておく必要がある．

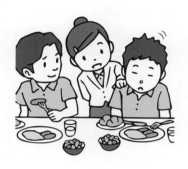

　合宿時は，トレーニングのスケジュールにより，通常と同じ食事時間を確保できない場合がある．食事は生活リズムの1つであるため，そのリズムが乱れることにより体調を崩しやすくなる．また，食後すぐにトレーニングを開始すると，消化・吸収がスムーズに行われなくなるため，少なくとも食事の直後は安静にしてからトレーニングを開始することを推奨する．

（4）摂取量

　基本は，「試合期の食事」の通りであるが，旅館やホテルの食事は，家庭の味と違うおいしさがあるため，無意識に沢山食べてしまう傾向がある．特にビュッフェスタイルの場合には，食べ過ぎないよう注意が必要である．

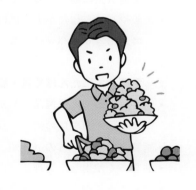

　合宿時には，運動強度や運動時間が増加することにより，食欲が減退し，エネルギーや栄養素の摂取量が少なくなることがある．トレーニングの終了時点から食事開始までの時間を長めにとり，食事ができるような配慮が必要である．また，香辛料や酸味を上手く利用したり，汁物や水分が多い食事，柔らかく消化の良い食事にしたりと，食が進むような努力をしなくてはならない．

(5) 注意点

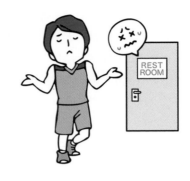

　遠征先では，競技者のコンディションを確保するためにも安全性が確認されたものを食べるべきである．安全性を確かめることができない生ものや調理後，時間が経過しているようなものは食べないようにする．海外の場合だと，貝類や甲殻類，調理が不十分な食べ物，香辛料の効いた食べ物などには特に注意し，馴染みのある食べ物を選ぶようにしたい．

　また，簡単に調理できるような食品や補助食品を携帯しておくと便利である（8 章，表 8-8 参照）．ただし，水の衛生が悪いところでは，洗浄用の水でも下痢を起こす可能性があるため，生の野菜や果物は避けた方が良い．

　激しいトレーニングに伴う食欲および消化・吸収力の減退から，体調不良の原因となり，合宿期間中，体重が減少することがある．長時間・高強度のトレーニング後には，特に十分な栄養補給を行うべきである．

2）実践例

　普段から食事の選び方を考えて行動し，どのような環境においても自分で必要な栄養素を摂取できるようにすることが大切である．特に宿舎などで提供されるビュッフェ形式の場合は，自分に合った最適な料理や量を選択しなければならない．まずは，「栄養バランスの整った食事（主食・主菜・副菜・乳製品・果物）」を基本とし，それぞれの栄養素を過不足なく摂取するように心がける．その際のポイントと栄養素の不足する可能性が高い場合，準備しておくと望ましいものを以下に示す．

(1) 遠征先でのチェックポイント

① 主食（主に糖質）のチェック

• ご飯やパン，麺類が十分摂取できるよう提供されているか．
　　⇒おにぎり（パックご飯）・食パン・切り餅　など

② 主菜（主にたんぱく質・脂質）のチェック

• 肉，魚介類，大豆製品，卵が十分摂取できるよう提供されているか．
　　⇒納豆・肉や魚の缶詰・豆腐　など
• 脂質含量の多いもの（種類・部位）ばかりが提供されていないか．
• 油を多く使用した調理法ばかりになっていないか．
• マヨネーズやドレッシングが多く使用されていないか．
　　⇒食材の脂身や揚げ物の衣，鳥皮，クリーム系のソースは控えるよう指導する
　　　ノンオイルドレッシング・低カロリーマヨネーズ・ポン酢　など

③ 副菜のチェック

• 野菜や海藻，きのこが十分摂取できるよう提供されているか.
• 緑黄色野菜も十分な量が提供されているか（ジュースなどもチェック）.
  ⇒乾燥わかめやひじき，冷凍野菜（ほうれん草・ブロッコリー・かぼちゃなど）
   野菜ジュース，海苔，ごま（ふりかけ）　など

④ 牛乳・乳製品のチェック

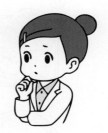

• 牛乳や乳製品が提供されているかどうか.
  ⇒牛乳・ヨーグルト・チーズ　など

⑤ 果物のチェック

• 果物が提供されているかどうか（ジュースなどもチェック）.
  ⇒果物・100％ジュース　など

【全体的な注意点】

• 生鮮食品（さしみなどの生もの）は控える
• 十分な食事が摂取できない選手への対応（体調不良による消化不良者）
• ドーピング禁止物質が使用されていないか
  ⇒お粥やうどんなどが提供されていなければ，レトルト製品などを活用
   食欲増進のため，梅干しやレモン汁などの酸味，唐辛子や生姜，ニンニクなども
   上手く活用する.

　合宿時には，トレーニング量の増減に合わせた栄養素の摂取が必要となり，こまめに体重測定（早朝空腹時が望ましい）を実施し，消費エネルギーに見合った食事量を心がける.ただし疲労の蓄積が，消化・吸収力を低下させる場合があるため，消化を促す工夫（よく噛み，ゆっくり時間をかけること.トレーニング前後は脂質含量の多いものは控えること.少量でも多くの栄養素が摂取できる食材を選択すること）などを取り入れる.

(2) ビュッフェ形式の食事

　食事は，栄養素の摂取だけでなく，リラックスできる環境としても重要である．気持ち
を整えるという点では，自分の好きな物や好みのものを優先してあげることも心身のコン
ディションを整える上でも大切である（図11-3）．

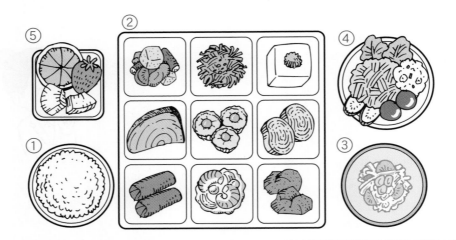

① ご　飯　…各自で自由に量を調節できるようにしたい．
② 主　菜　…脂質含量の多いものばかりにならないように，バランス良く摂取する．
③ スープ　…具だくさんが好ましい．
④ サラダ　…緑黄色野菜を中心に，副菜はたっぷりと食べたい．
⑤ デザート…ヨーグルトなどもトッピングできるとさらに良い．

図11-3　宿舎でのビュッフェ形式の食事（朝食例）

第12章 ライフステージ別のスポーツ栄養管理

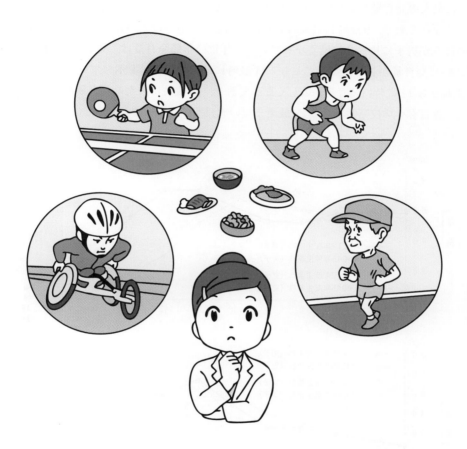

　　2010年に策定された「スポーツ立国戦略」の重点戦略の1つに「ライフステージに応じたスポーツ活動の推進」があります．子どもには，体力向上に向けたスポーツ機会の充実，女性アスリートには活躍しやすい環境の整備，高齢者には体力づくりの支援，障がい者には自主的かつ積極的にスポーツを行うことができるよう障害の種類および程度に応じ必要な配慮の推進等が盛り込まれています．

　　この章では，ジュニア，女性，シニア，障がい者の身体的特徴・食生活等の問題点を挙げ，健康増進のため，競技力向上のための栄養管理の重要性について学びます．

12.1　ジュニアアスリート

1）ジュニア期の身体的特徴と栄養・食事の重要性

　平成 30 年度「学校保健統計調査（文部科学省）」によると平成 12 年度生まれ（30 年度 17 歳）の年間発育量は，男子では 11 歳時および 12 歳時に発育量が著しくなっており 12 歳時に最大の発育量を示している（図 12-1）．女子では，9 歳時および 10 歳時に発育量が著しくなっており，9 歳時に最大の発育量を示している．最大の発育量を示す年齢は，女子のほうが男子に比べ 3 歳早くなっている．体重の年間発育量は，男子では 11 歳時から 14 歳時に発育量が著しくなっており，11 歳時に最大の発育量を示している．女子では，10 歳時から 11 歳時に発育量が著しくなっており，10 歳時に最大の発育量を示している．また，骨量も小学校高学年から 20 歳頃までの成長期に一気に増加する．

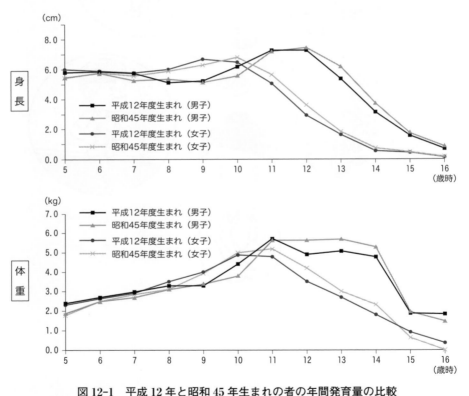

図 12-1　平成 12 年と昭和 45 年生まれの者の年間発育量の比較

（資料：文部科学省「学校保健統計調査」，平成 30 年度より）

　このように，特に学童期後半から思春期（第 2 発育急進期）に向けて，身体発育は急増するため，スポーツ活動に必要なエネルギーに加えて，組織合成に要するエネルギーと組織増加分のエネルギー（エネルギー蓄積量）を余分に摂取する必要がある（図 12-2）．

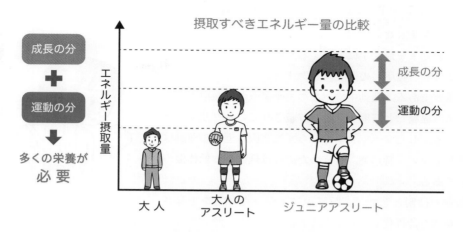

図 12-2 摂取すべきエネルギー量の比較

さらに成長・発育に見合った炭水化物，たんぱく質，脂質，各種ビタミン，ミネラル類の摂取も必要である（図 12-3）．

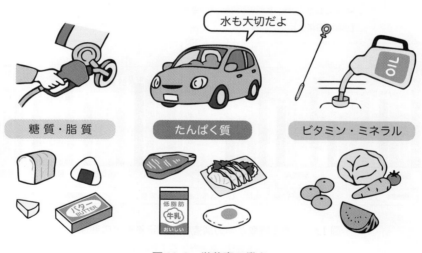

図 12-3 栄養素の働き

ジュニアアスリートとっての食事の役割は，運動に必要なエネルギー源の確保，適切な栄養摂取をすることによる競技力向上，スポーツに伴いやすい障害の予防など，常に健康なからだと良好なコンディションでトレーニングや競技に参加できる状態をつくるために非常に重要である．また，この時期は味覚や嗜好，食事の規則性などの食生活習慣が確立する時期であり，ジュニア期の食生活習慣が成人後の健康状態に大きく影響する．しかし，近年の社会環境の変化がジュニア期にも大きな変化をもたらしており，体力・運動能力の低下が懸念されているとともに，栄養・食生活にも悪影響をおよぼしている．

2）ジュニア期に身につけたい食習慣

（1）欠食をしない

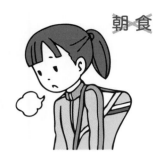

練習の効果を最大限に発揮するためには，運動と食事，そして休養（睡眠）の 3 要素をタイミングよく配分することが重要である．運動中の主なエネルギー源は血中のグルコース（血糖）と筋肉・肝臓に貯蔵されているグリコーゲンである．したがって食事をとらずに空腹状態での運動は好ましくない．特に朝，目覚めた直後は低血糖，低体温の状態である．

朝食の役割としては，睡眠中に下がった体温を上昇させ，身体を活性化し，1 日活動するエネルギー源であること，睡眠中も活動している脳にエネルギーを供給することである．

朝食を欠食すると脳への糖質エネルギーの供給が不十分となる．文部科学省が小学校 6 年生と中学校 3 年生を対象に実施した 2018（平 30）年度「全国学力・学習状況調査」によると，毎日朝食を食べる子どもほど，平均正答率が高い傾向がある（図 12-4）．

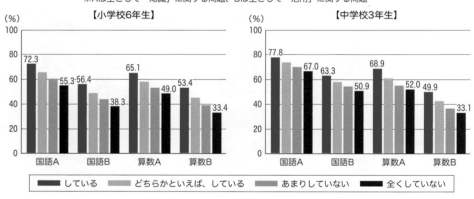

図 12-4　朝食摂取と学力調査の平均正答率との関係

（資料：文部科学省「平成 30 年度 全国学力・学習状況調査」より）

さらに，2018（平 30）年度「全国体力・運動能力，運動習慣等調査」によると，毎日朝食を食べる子どもほど，体力合計点が高い傾向にあった（図 12-5）．子どもたちが健やかに成長していくためには，適切な運動，調和のとれた食事，十分な休養・睡眠が大切である．

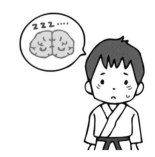

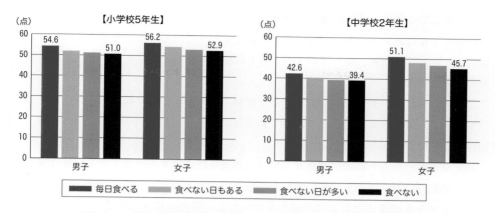

図 12-5　朝食の摂取状況と新体力テストの体力合計点との関係

(資料：スポーツ庁「全国学力・運動能力, 運動習慣等調査 (2018 (平 30) 年度)」より)

「よく身体を動かし, よく食べ, よく眠る」という成長期の子どもにとって当たり前で必要不可欠であるはずの基本的な生活習慣の乱れ, 特に朝食の欠食は学習意欲や体力, 気力の低下の要因の 1 つとして指摘されている.

(2) 食事の基本形を覚える

食事の基本形である主食・主菜・副菜・牛乳・果物の 5 つのグループから毎日, 食べているかを確認する. ジュニアアスリートにとって, 基本的な食事の形を整えることによって, ジュニア期に必要なエネルギーと栄養素を偏りなく摂ることができる (図 12-6).

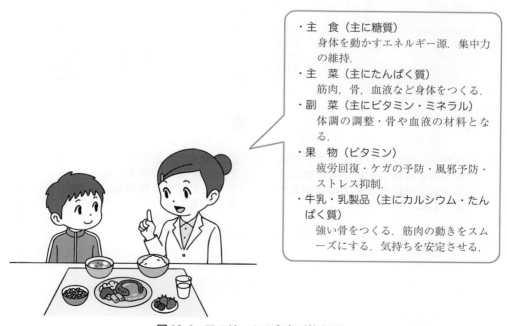

・主　食（主に糖質）
　身体を動かすエネルギー源. 集中力の維持.
・主　菜（主にたんぱく質）
　筋肉, 骨, 血液など身体をつくる.
・副　菜（主にビタミン・ミネラル）
　体調の調整・骨や血液の材料となる.
・果　物（ビタミン）
　疲労回復・ケガの予防・風邪予防・ストレス抑制.
・牛乳・乳製品（主にカルシウム・たんぱく質）
　強い骨をつくる. 筋肉の動きをスムーズにする. 気持ちを安定させる.

図 12-6　アスリートの食事（基本形）

(3) 毎日の栄養は3食＋補食でしっかりとろう

　食事の主体はあくまでも朝，昼，夕の3食を規則的に取ることが基本である．よって運動前後に取る補食は朝，昼，夕の3食だけでは摂取できないエネルギーと栄養素を満たすための間食である．

　運動前はグリコーゲンを補給することが推奨されるが，これは競技中の集中力を高める役割もある．運動後では，運動によって枯渇したグリコーゲンの回復と筋肉の修復，疲労回復の促進の役割がある．

　補食を上手に取るための注意点としては，運動前はエネルギー源となる炭水化物の多い食品，運動後はたんぱく質の多い食品を摂取すること，また，食事では補えきれないビタミン，ミネラルの豊富な食品の摂取が挙げられる．補食の時間は運動の1〜2時間前，または運動直後に摂ると効果的である．量は運動と夕食に支障をきたさない程度とする（図12-7）．

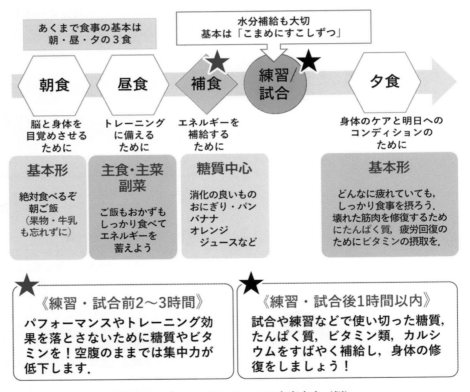

図12-7　ジュニアアスリートの食事内容（例）

3) ジュニア期には，カルシウムと鉄が重要

(1) カルシウム

　骨量は小学校高学年から20歳頃までの小児期・思春期に一気に増える．そして女性は閉経前後に急速に骨量が減ってくる（図12-8）．そのため骨量がピーク（最大骨量）にな

る20代までにできるだけ骨量を増やし，蓄えておくことが必要である．

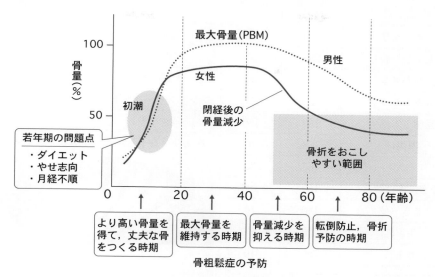

図12-8　年齢による骨量の変化

（文部科学省「食生活を考えよう2002」を一部改変）

この骨量を増やし，維持するうえで大切な栄養素がカルシウムである．小児期や特に思春期（12〜14歳）は骨，塩量増加に伴うカルシウム蓄積量が生涯で最も増加する時期で，カルシウム推奨量は他の年代に比べて最も多い．さらに，ケガの回復や集中力を維持するためにも，カルシウム摂取が重要だ．筋肉収縮に使うカルシウムが足りなくなると，身体は骨からカルシウムを補おうとして骨の密度が低くなり，そのまま練習を続ければ疲労骨折の恐れもあ

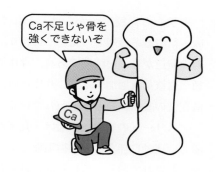

る．しかし，平成29年「国民健康・栄養調査」の結果におけるカルシウム摂取量の平均値は7〜14歳男子で698 mg/日，女子で646 mg/日，15〜19歳では男子で528 mg/日，女子で462 mg/日と少なく，「日本人の食事摂取基準（2020年版）」のカルシウム推奨量を満たしていない年代が多い（巻末：「日本人の食事摂取基準（2020年版）」参照）．

食べ物から身体に入るカルシウムでは，牛乳をはじめとする乳製品が一番吸収は良いが，ただ牛乳（カルシウム）だけをとっていればいいというわけではなく，腸からカルシウムの吸収を助けるビタミンDなども重要である．実際に骨を強くする食事のポイントは，1日800 mg以上のカルシウム（牛乳なら800 cc），ビタミンDなどの摂取（サケなどの魚介類，シイタケなどのキノコ類）を心がけ，全体として栄養バランスのとれた食事を取ることが大切である．（表12-1）

表12-1 カルシウムが多く含まれている食材

	成分量(mg)	重量(g)		成分量	重量
干しえび	710	10	小松菜	136	80
丸干しいわし	285	50	高野豆腐	132	20
わかさぎ	225	50	大根の葉	130	50
スキムミルク	220	20	プレーンヨーグルト	120	100
豆腐（木綿）	180	150	いりごま	120	10
厚揚げ	168	70	桜えび（素干し）	100	5
プロセスチーズ	166	20			
うなぎ（かば焼き）	150	100			
ひじき（乾）	140	10			
牛 乳	220	200			
煮干し	220	10			

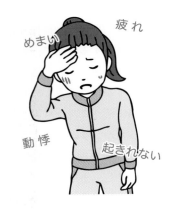

吸収を助ける栄養素：ビタミンD
鮭・さば・しいたけ・きくらげなど

（資料：「日本食品標準成分表2015年版（七訂）追補」, 2018年より）

(2) 鉄

　中学から高校生頃からは，それまでの脳・神経系，呼吸・循環器系の能力の発達に代わり，骨格系，筋肉系の能力の発達が著しい時期であり，身体活動の増加に合わせて循環血液量も増加する．これに造血が追いつかない場合に潜在性の貧血になるといわれている．

　アスリートの貧血の原因は，食事からの鉄の摂取不足，激しい運動に伴う溶血，循環血しょう量の増大によるものなどとされており，特に初期に見られる貧血の多くは鉄欠乏性貧血といわれている．

　また，女子は10〜12歳ごろに初経を迎え，月経中は通常より余分に1日平均約0.5 mgの鉄を失うといわれている．そのため，男子よりも鉄の需要が増加し鉄欠乏性貧血になりやすい．「日本人の食事摂取基準（2020年版）」では，女子の月経血による鉄損失を考慮して鉄の推奨量が策定されているが，運動による損失までは考慮されてないので，女子アスリートにおいても十分に鉄を摂取することが重要である（巻末：「日本人の食事摂取基準（2020年版）」参照）．

　貧血予防の栄養素としての鉄は体内に約3 gあり，そのうち55〜60％が血液に存在する．不足すると息切れや身体のだるさを感じる貧血になる．鉄には動物性食品（赤身肉・レバー・魚介類など）に含まれる**ヘム鉄**と，植物性食品（大豆・大豆製品・穀物・野菜・海藻など）に含まれる**非ヘム鉄**がある．これらの鉄には，それぞれ吸収率に差があり，ヘ

ム鉄の吸収率は 23〜28 ％，非ヘム鉄の吸収率は 1〜5 ％でヘム鉄の方が吸収率がよいといわれている．

　　毎日，0.9〜1.0 mg が，消化管や汗，尿から排泄されるのに対して，食物として摂取されたもののうち 10〜15 ％のみ小腸から吸収される．そのために血液の材料である鉄を意識して摂取することが必要である．また，たんぱく質やビタミン C とともに摂ることで，鉄の吸収率を上げることが知られている（表 12-2）．

表 12-2　鉄の多い食材

ヘム鉄 吸収率 25 ％	成分量 （mg）	重量 （g）	非ヘム鉄 吸収率 5 ％	成分量 （mg）	重量 （g）
豚レバー	6.5	50	小松菜	2.2	80
鶏レバー	4.5	50	大豆（乾）	1.9	20
牛ヒレ肉	2.8	100	切干大根	1.9	20
牛もも肉	2.8	100	納豆	1.7	50
牛レバー	2	50	ほうれん草	1.6	80
かつお	1.9	100	高野豆腐	1.4	20
あさり（殻付）	1.1	30			
しじみ（殻付）	1.1	30			

（資料：「日本食品標準成分表 2015 年版
（七訂）追補」，2018 年より）

> **吸収を助ける栄養素：ビタミン C**
> ブロッコリー・オレンジ・キウイ・いちごなど

4）ジュニアアスリートと食育

　「スポーツ立国戦略」（平成 22 年，文部科学省）の重点戦略の 1 つに「ライフステージに応じたスポーツ活動の推進」がある．子どもには，体力向上に向けたスポーツ機会の充実等の取り組みの推進が盛り込まれている．アスリートの育成には食事・栄養面の指導が欠かせない．特に，ジュニア期からの食育は，アスリートとしての食事の選択能力や食べる力を身につける上で重要である．

　ジュニアアスリートにとって，競技力向上のために，まずはアスリート自身が食事や生活管理の意識向上などが求められる．家庭や寮で提供される食事以外に，不足しがちな栄養素を自分自身で選択する知識を身につける事が重要である．例えば，コンビニを利用する際には，牛乳や 100 ％オレンジジュースを購入するなど食品の選択方法や，提供された食事を残さないなど簡単に実行できる栄養指導が必要である．また，ただ練習を行うだけでなく，食事も練習の一部として捉え，自分自身に必要な栄養素の選択ができるようになる事，さら

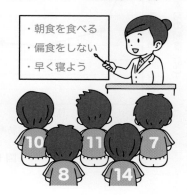

に睡眠などを含めた生活習慣の改善を行っていく事も大切である．そのためには，身体組成測定や食習慣アンケートを取りながらデータ化し，指導することで，エビデンスが構築でき，より興味深い，説得力のある栄養教育内容につながり，児童，生徒たちも身体づくりのため，練習の成果を効率よく出せるための食事の摂り方を習得することができる．

　さらに児童，生徒に対して食育をするにあたっては，とにかく指導者，保護者の理解がなくてはできない．また，保護者や寮の調理員などの食事を提供する側の意識向上も必要である．

　問題点として，スポーツ活動を定期的に行う児童生徒は，練習時間により食事時間が遅くなることが挙げられる．部活のあと塾に通っている生徒は，さらに夕食が遅くなる．夜遅い食事は栄養バランスや睡眠時間に影響を与え，ひいては朝食欠食にもつながっていく．また，偏食が多いのも課題の１つである．偏食のある子どもに対して残さず食べるように声掛けもしないし，調理の工夫もしていない保護者も見受けられる．また，最近は子どもの嫌いな食べ物を料理すらしない家庭も増えている．児童・生徒の食習慣の基礎の形成は保護者に委ねられていることが多いため，保護者においても養育態度，食行動等の行動変容が必要である．

　ジュニアアスリートにとって健全な食習慣と正しい栄養の知識を身につけることは，基礎体力づくり，コンディション維持，故障予防，競技力向上に役立つだけでなく，健康で豊かな人間性を育んでいく上で重要な役目を担うものである．

12.2　女性アスリート

1) 女性アスリートの身体的特徴

　男性と女性では身体組成や生殖機能等さまざまな違いがみられる．男女の身体組成の中で，体脂肪量は一般的に女性アスリートの方が多い．しかし，競技の特性上から減量することが求められ，その結果，月経異常をきたしていることが多い（図 12-9）．

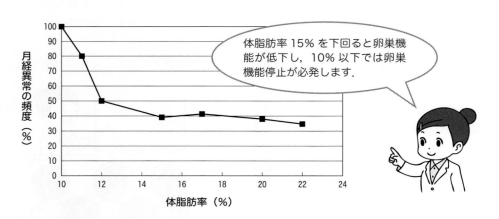

図 12-9　体脂肪率と月経異常

（資料：福岡ら「母性衛生」，2004 より）

また極端な減量をすることで，神経性食欲不振症に陥ることもあり，その代償は大きい．近年では，女性アスリートの三主徴が注目されており，指導者も競技生活の先の女性の人生にも目を向けた対応が求められている．

2）女性アスリートの三主徴

女性アスリートの三主徴（FAT）とは，1992年にアメリカスポーツ医学会（ACSM）が提唱した女性アスリートに多くみられる摂食障害，無月経，骨粗しょう症の3症状を指す．このような状況が起きる原因として，エネルギー有効性の低下が考えられている．エネルギー有効性の低下とは，エネルギー消費量に対し，エネルギー摂取量が少ない状況である．原因として，摂食障害や摂食行動の異常があるが，必ずしも摂食障害によって引き起こされるものではない．体格への不満や痩身願望により減食を試みたり，過度のトレーニングにより食欲が減退したり，エネルギー消費量が多くなった場合にも起こる．その結果，無月経ひいては骨密度の低下をおよぼし，疲労骨折を起こす状況となっている（図12-10）．対応としては，アスリートのみならず，指導者・家族に対しても正しい栄養教育を行う必要がある．

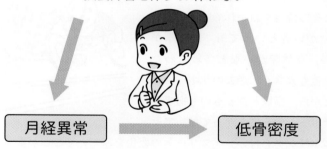

図 12-10　女性アスリートの三主徴

12.3　シニアアスリート

ロコモティブシンドローム（4章，4.1参照）やフレイル（虚弱）の概念の浸透により，シニア世代の運動参加やマラソンブーム到来により，スポーツに関与する人口が増えたと考えられる．運動により，身体機能や筋力の維持は期待できるが，運動量に見合った食事を摂らないと，体たんぱくの分解につながりかねない．つまり，筋力を維持するためにトレーニングをするのであれば，その分のエネルギー，栄養素の確保は必要である．空腹での運動はせず，運動前後での補食や休養もあわせて考える必要がある．

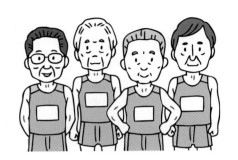

12.4　障がい者アスリート

近年，障がい者アスリートに対する栄養教育の機会が増えているが，それでも健常者アスリートと比べるとその機会やおかれている環境に違いがある．障がい者といっても，視覚障がい，聴覚障がい，身体障がいなど多岐にわたる．また，個人差も大きく，過去のサポート報告も少ないことから，指標となるものもあまり存在しない．サポートするにあたっては，アセ

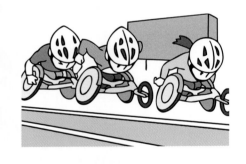

スメントとモニタリングを行い，アスリートの変化をみていくことが重要である．ここでは，脊椎損傷のアスリートへのアプローチ方法について述べる．

1）身体の状態を知る

障がいをもつアスリートの身体の状態は，栄養士だけでは理解しがたい．指導者はもちろんのこと，スポーツドクター，理学療法士，トレーナー等とチームを組んで，身体の状態を理解することが大切である．身体のどの部分に麻痺があるのか，筋肉や骨の可動域や残存能力を知ることにより，トレーニング計画も検討できる．また，排泄に障害を抱えていることが多く，食事だけではなく，排泄の状況についても検討する必要がある．

アスリートによっては，自律神経障害により，低血糖になりやすく，集中力が持続しにくかったり，発汗調節ができず，体温が上昇するので，水分補給を含めた定期的なクールダウンが必要となる．

2）治療薬を飲んでいるアスリートが多い

　障がいをもっているアスリートは，日常的に治療薬を服薬しているアスリートが多い．治療薬がドーピングに引っかからないものなのか調べ，問題があれば，治療薬の変更を薬剤師に相談したり，事前に TUE（治療使用特約）申請をしておく必要がある

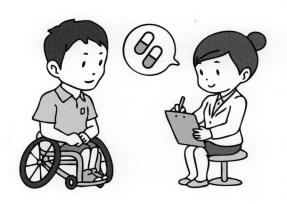

3）練習環境や経済状況の考慮

　障がい者アスリートは有望なアスリート以外，スポンサーがつきにくいことや，アスリート自身の就労が難しく，経済的な問題を抱えているアスリートが多い．遠征代を捻出するのも大変で帯同者をつけることも難しいのが現状である．荷物や競技用車いすを持っての移動は過酷なもので，遠征会場につくまでに疲弊してしまうアスリートも多い．練習場の確保や指導者の確保など，経済的な側面もあることから，資金確保も1つの課題である．

4）社会的サポートの確認

　食事の環境も必ずしも良いわけではない．食費にお金をかけられない，調理ができないなど，本人の努力だけでは改善が難しいことも多い．どのようなサポートが必要でどのようなサポートが得られるのか，食環境についても十分に確認した上での栄養教育が必要である．

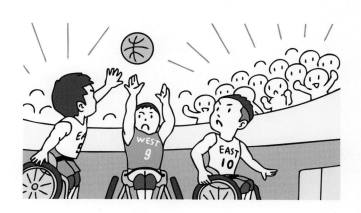

第13章 ドーピング・サプリメント

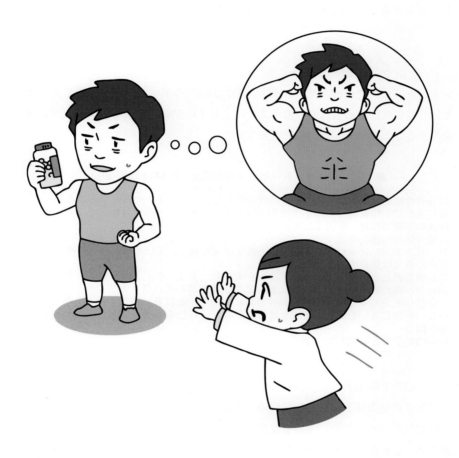

　　サプリメントとは「補足」,「補完」,「付録」ということを意味しており,一般的には栄養補助食品を指していっている.エルゴジェニック・エイドとはスポーツ・パフォーマンスを高める手段として利用する物質を指し,違反薬物・物質ではない.そしてドーピングとはスポーツ競技において競技能力を高めさせる可能性があるいろいろな薬剤を投与し,特殊な方法を用いて不正な処置を行うことである.

　　この章で重要なのはサプリメントやその他,薬剤の知識を得るより,栄養の知識をつけることが先決である事を理解して頂きたい.

13.1　ドーピング

1）ドーピングとは

　ドーピングとはスポーツ競技において競技能力を高めさせる可能性があるいろいろな薬剤を投与したり，特殊な方法を用いて不正な処置を行うことである．最近では，血液，遺伝子ドーピングなども含まれており，その薬物，あるいは方法は複雑多岐にわたっている．

（1）ドーピングの定義

　アンチ・ドーピング規則違反（WADA 規程 2015）のドーピングの定義によるとドーピングとは「本規定に定められている 1 または 2 以上のアンチ・ドーピング規定に対する違反が発生することをいう.」とある．（表 13-1）.

表 13-1　アンチ・ドーピング規則違反（WADA 規程 2015）

1. 競技者の検体に，禁止物質又はその代謝物若しくはマーカーが存在すること
2. 競技者が禁止物質若しくは禁止方法を使用すること又はその使用を企てること
3. 検体の採取の回避，拒否又は不履行
4. 居場所情報関連義務違反
5. ドーピング・コントロールの一部に不当な改変を施し，又は不当な改変を企てること
6. 禁止物質又は禁止方法を保有すること
7. 禁止物質若しくは禁止方法の不正取引を実行し，又は，不正取引を企てること
8. 競技会（時）において，競技者に対して禁止物質若しくは禁止方法を投与すること，若しくは投与を企てること，又は，競技会外において，競技者に対して競技会外で禁止されている禁止物質若しくは禁止方法を投与すること，若しくは投与を企てること.
9. 違反関与
10. 特定の対象者との関わりの禁止

（2）ドーピングの歴史

　ドーピングの歴史はアフリカ先住民の一族が疲労回復や戦いでの士気を高めるために「興奮性飲料」を飲んだことから始まり，これがドーピングの語源「ドープ」となったようである．人類はその歴史から狩猟や戦いの時，闘争心の向上や恐怖心の克服のため，薬草などを使用して自身を奮い立たせていたのである．

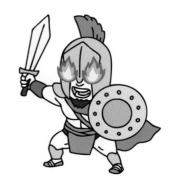

　スポーツにおけるドーピングの記録は古代ギリシャの剣闘士に興奮剤を使ったり，競走馬などにも使用されていたようである．正確な記録では 1865 年にアムステルダム運河で開催された競泳大会で使用され，その後，多種の競技にも薬剤が使用されるようになったといわれている．これは科学の発達により，初めは自然の薬草などであったが，人工的に薬物をつくり出し，スポーツ界に取り込まれていった歴史がある．

（3）ドーピングが禁止される理由

　ドーピングはスポーツの基本理念，スポーツ精神に則った行為から見るとフェアプレイ
に反する行為である（図 13-1）.

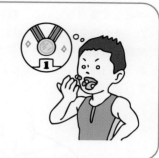

- 　不公平である
　　公平でなく，スポーツの理念・精神に反する.
- 　薬物が身体におよぼす副作用
　　アスリートの健康に有害である.
- 　社会的影響の大きさ
　　薬物汚染社会への浸潤，青少年への悪影響

図 13-1　スポーツドーピングの禁止理由

　アスリートは正々堂々とフェアな戦いに勝利し，多くの人々から賞賛を受けるのである．ドーピングがスポーツ界に存在すればスポーツの価値を低下させ，否定することになる．アンチ・ドーピング活動は，スポーツのもつ価値向上につながるものとして，多大な労力と資金をかけて根絶に向けての運動を展開している.

　アンチドーピング・プログラムの目標はスポーツ固有の価値を保護することであり，競技者にとってドーピングは有害であることから禁止されている．歴史を顧みるとドーピングにより死亡例が発生している．薬物には必ずといっていいほど副作用が存在する．競技に勝つためにその副作用を無視して使用した場合，あるいは誤った使用がアスリート生命に大きく係ってくる．一例を挙げると「女性の男性化，男性の女性化」など有名な事例である.

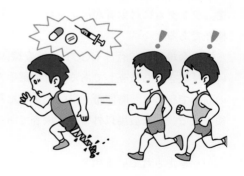

　ドーピングは社会的な悪影響からも禁止されている．一流の競技者は社会的に注目され，青少年の憧れの的となる．その目標達成に薬物が使用されていたならば努力をしないで安易に目標達成ができると勘違いする青少年も増え，社会的な悪影響をおよぼしてしまうことになりかねない.

《コラム・こらむ・column》

ドーピングの副作用を考える

薬には多かれ少なかれ，副作用が存在する．ドーピングに用いられる薬物は初め，病気の治療薬として開発されたものである．それをスポーツの世界に持ち込み，スポーツドーピングとして使用している．病気の治療目的ではないので，使用量が多くなる傾向にある．また，その効果的な使用方法には隠蔽剤を含む多くの種類の薬品を使用するようになる．また薬物は習慣性を生じさせることで有名であり，社会問題ともなっている．男性ホルモン製剤・蛋白同化ステロイドによる女性化乳房や，その他の禁止薬物は多種の副作用を引き起こす（図13-2）．

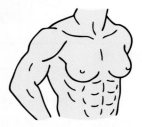

人体の女性ホルモンは男性ホルモンから変換してつくられる．そのため，男性ホルモン製剤・蛋白同化ステロイドを投与したのに女性化するのである．
逆に女性は男っぽくなってヒゲが生えたり，声がガラガラになってしまう．

図13-2　男性ホルモン製剤・蛋白同化ステロイドによる女性化乳房

2）ドーピング検査

（1）競技会検査と競技会外検査

ドーピング検査は，**競技会検査（ICT）**と**競技会外検査（OOCT）**の2つに分けられる．当然ながら，どの大会でドーピング検査が行われるかは，競技者には知らされないように検査が遂行される．通常の競技・試合会場で行うICTは競技会での上位入賞者や抽選，ランダムに対象者が決定され，検査対象選手は直前まで知らされず，試合会場で行う検査である．

試合会場以外で行うOOCTは検査機関が決定したアスリートに対して行われる．俗にいう「抜き打ち検査」である．対象選手の自宅や職場，練習会場など場所を選ばず，突然の訪問で行われ，時間帯も早朝であったり，夜間であったりと対象選手には負担がかかる検査法で，試合会場以外で行う検査である．

（2）禁止されている物質

WADAは国際基準として禁止物質を定めている．禁止基準としては，

• アスリートの競技能力を強化し得る．

• アスリートの健康にとって有害になり得る．

• その使用がスポーツ精神に反する．

の3要件のうち，2つ以上を満たすこと，またはその物質や方法によって他の禁止物質・禁止方法が隠蔽される可能性があると科学的に証明されることである．

(3) 禁止される物質や方法

禁止物質（薬物），禁止方法を表 13-2 に示す．薬物の不正使用や禁止不正方法（例：血液を入れ替える，遺伝子操作をするなど）があり，禁止物質と禁止方法の 2 つに分類されている．

表 13-2　世界アンチ・ドーピング規定（2019 年禁止表国際基準）

Ⅰ　常に禁止される物質と方法（競技会（時）および競技会外）

禁止物質	説　明
S0.　無承認物質	前臨床段階，臨床開発中，その他など使用が承認されていない物質をいう．
S1.　蛋白同化薬	いわゆる筋力増強作用をもつ物質をいう．
S2.　ペプチドホルモン，成長因子，関連物質および模倣物質	・エリスロポエチン（EPO） 　赤血球を増やすホルモンで持久力向上に作用する． ・成長ホルモン（GH） 　成長を促すホルモンで身長が低い人の治療に使うものを指す． ・インスリン様成長因子（細胞増殖を促進）を含むホルモン物質 　生物学的効果を有する物質をいう．
S3.　ベータ 2 作用薬	ぜんそく治療薬で気管支を拡張させるため，空気の取り込みがしやすくなる．
S4.　ホルモン調節薬および代謝調節薬	ホルモンバランスを男性ホルモン側に傾けて蛋白同化作用を高める作用がある．
S5.　利尿薬および隠蔽薬	尿排泄促進で薬物を体外に排泄させたり，体内に入れた薬品を隠す（隠蔽）物質
M1.　血液および血液成分の操作	血液あるいは血液成分をいろいろな手段を用いて血管内操作すること．
M2.　化学的および物理的操作	尿のすり替え，尿の改質（蛋白分解酵素等）などが含まれる静脈内注入または静脈注射で 12 時間あたり計 100 mL を超える場合
M3.　遺伝子および細胞ドーピング	遺伝子や細胞を操作し，競技能力を高める可能性のある事項

Ⅱ　競技会（時）に禁止される物質と方法

禁止物質	説　明
S6.　興奮薬	中枢神経系の活動を増加させる薬物の総称
S7.　麻薬	アヘン，モルヒネ・コデイン，コカイン類など
S8.　カンナビノイド	アサ（大麻草）に含まれる化学物質の総称
S9.　糖質コルチコイド	疲労感の軽減作用など

Ⅲ　特定競技において禁止される物質

禁止物質	説　明
P1.　ベータ遮断薬	心拍出量の低下による血管内血液量の低下がある．目的として手足のふるえを押さえる．

（4）ドーピングの検査手順

　ドーピング検査は必ず以下の手順で行われなければならない．この手順通り行われなかった場合，その検査はすべて無効となってしまう．

①**アスリートへの通告**

　　　ドーピング・コントロール・オフィサー（DCO）からドーピング検査の対象であることの通告を受ける．

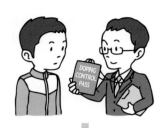

②　**ドーピングコントロールルームへの出頭**

　　　特別な理由（表彰式やインタビューなど）が無い限り，すぐに出頭する．

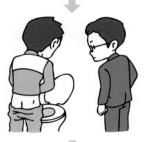

③　**採　尿**

　　　尿意が無い場合ウエイティングルームで待機して採尿ができる状態まで待機する．

④　**尿の分注**

　　　採尿後，2つのビン（A検体とB検体）に分別してキャップで封印する．

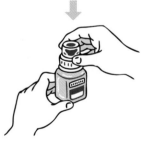

⑤　**封　印**

　　　2つのビンをさらに箱に封印する．

⑥　**関係書類の作成**

　　　全ての関係書類をDCOと共に作成する．作成後問題が無かったことをDCOと共に再確認後，サインをして終了となる．

3）アスリートが行うべきこと

　アスリートは薬品だけでなく，口に入れる飲食物すべてに責任をもつことが必要である．人任せではなく，自分自身で確認できる知識と方法を身につけなくてはならない．以下に選手自身が行うべきことを示す．

①　医療機関でアスリートが確認すること

- アスリートであり，ドーピング検査の対象者であることを医師に告げる．
- 禁止薬物を使用しないで治療できるか確認する．
- 禁止薬物を使用する場合，TUE（治療使用特例）申請を医師と共に行う（※日本アンチ・ドーピング機構（JADA）ホームページを確認）．

② **医薬品の使用は専門家に自身で確認する**

- スポーツファーマシストのいる薬局を確認，購入する（全国に約 9,000 人）.
- Global DRO（ドーピング禁止物質確認サイト）で確認する.
- 都道府県薬剤師会で確認してもらう.

　※いずれかの方法でダブルチェックを行う.

③ **サプリメント・漢方薬のリスク**

- サプリメントは「食品」のため，すべての成分が明確でない.
- 漢方薬は「生薬」のため，すべての成分が明確ではない.

　※　医薬品は法律によりすべての成分が明確である.

4）「うっかりドーピング」と「パラ・ドーピング」

　うっかりドーピングとは禁止薬物が入っていることを知らずに摂取してしまうことであり，「うっかりドーピング」と呼ばれている. パラ・ドーピングとはライバル選手に対してこっそり飲み物などに禁止薬物を混入させてそれを知らないで飲んだアスリートが競技全ての資格を失わせてしまう行為を「パラ・ドーピング」と呼んでいる. パラ・ドーピングはその他にも競技で使用する道具などを隠し，妨害する行為も含まれている.

　このようなドーピング違反はアスリート自身も問題であり，自身の身体に入る飲食物の管理ができておらず，安易に自身が管理していない飲食物は「口にしない・入れない」という自身の管理能力も必要な時代になってきている.

《コラム・こらむ・column》

「パラ・ドーピング」ってなに？

　パラ・ドーピングとはライバル選手に，こっそりと禁止物質などを飲み物に混入させ，相手選手を失格に追い込む行為である.

　2017 年，カヌースプリント種目の男子選手（33）がライバル選手（27）の飲み物に禁止物質を混入する事件を起こした. アスリートは「うっかりドーピング」だけでなく，「パラ・ドーピング」にも注意が必要である.

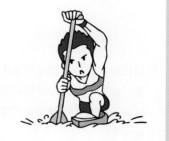

13.2　サプリメント

1）サプリメントとは？

　サプリメントとは「補足」，「補完」，「付録」ということを意味し，一般的には栄養補助食品を指している. 通常はタブレットやカプセルに特定の成分を濃縮して詰めたものをいう.

　日本ではサプリメントの正確な定義は特にないが，「栄養バランスのとれた食生活が困難な場合などに，ビタミンやミネラルなどの不足しがちな栄養成分を補給して，健康を維持・増進するために用いられる栄養補助食品」とされている．生活習慣病の予防や健康維持・増進にはバランスのとれた食生活が欠かせないが，現代社会では規則正しい食事や運動を続けることは案外難しい．そこで簡単・手軽に栄養を補えるサプリメントの需要が高まっている．

　サプリメントは医薬品では無く，食品に分類されている．一般食品は効能・効果を標記することはできないが，その一部を許されているものを保健機能食品と呼んでいる．保健機能食品は3つに分類され，特定保健用食品，栄養機能食品，機能性表示食品である（図13-3）．

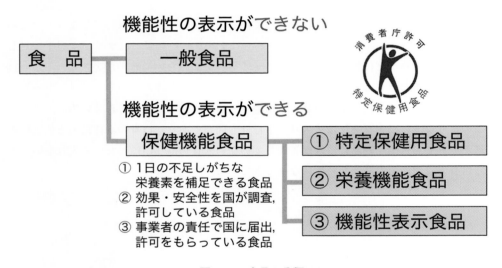

図13-3　食品の分類

　保健機能食品には特定の五大栄養素だけでなく，ポリフェノール，アミノ酸，脂肪酸など，多くの新しい成分が積極的に取り扱われている．アスリートのサプリメント使用は，ドーピング問題に発展する可能性を含んでいるため，正しい知識や取り扱いには慎重な注意を要する．

2）サプリメントの種類

　アスリートがサプリメントを使用する目的は大きく2つに大別される（図13-4）．

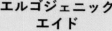

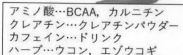

```
┌サ┐  ┌──────────┐      ┌──────────────────────────┐
│プ│  │ 栄養補助食品 │ ⇒   │ たんぱく質…プロテイン          │
│リ│  └──────────┘      │ 炭水化物…エネルギーゼリー       │
│メ│   ・不足しがちな栄養素         │         スポーツバー          │
│ン│   ・美容のため              │ ビタミン…マルチビタミン        │
│ト│                        │ ミネラル…カルシウム，鉄        │
│  │  ┌──────────┐      └──────────────────────────┘
│  │  │ エルゴジェニック │ ⇒   ┌──────────────────────────┐
│  │  │   エイド     │      │ アミノ酸…BCAA，カルニチン      │
│  │  └──────────┘      │ クレアチン…クレアチンパウダー    │
│  │   ・栄養学的スポーツエルゴジェニック │ カフェイン…ドリンク           │
│  │   ・薬理学的スポーツエルゴジェニック │ ハーブ…ウコン，エゾウコギ       │
└─┘   ・生理学的スポーツエルゴジェニック │ ユビキノン…コエンザイムQ10      │
                                 └──────────────────────────┘
```

図 13-4　サプリメントの種類

（1）栄養補助食品として

　アスリートは多くの身体活動を強いられる．そのための栄養摂取が重要になってくる．しかし，食事だけで賄いきれない場合も出てくる．また，減量やウエイトコントロールなどで栄養素不足が懸念される．さらに海外などで食材の調達が困難な場合もある．このような状況の時に使用することが多い（表 13-3）．

表 13-3　栄養補助食品

食品に含まれる成分	補助が期待される栄養素
プロテイン	たんぱく質
エネルギーゼリー・スポーツバー	糖質（炭水化物）
マルチビタミン	ビタミン
カルシウム・鉄	ミネラル

《コラム・こらむ・column》

プロテインとは何か

　プロテインとは，たんぱく質の英語名である．三大栄養素の1つで，筋肉や臓器の構成成分となり，ほかにも多くの作用を有し，生命維持には欠かせない成分である．

【使用上の注意点】

　たんぱく質の過剰摂取による下痢や腹痛等，副作用は多く報告されている．また，自身の体質との適合性も問題になるという．たんぱく質はアミノ酸の集合体であり，多量摂取で脂肪に転換され，肥満も問題となる．

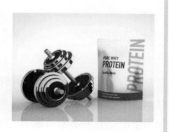

（2）エルゴジェニックエイドとして

　エルゴジェニックエイドは，競技力向上を目的として使用されているサプリメントである．その目的としては筋量の増加，エネルギー量の増加，持久力の向上，瞬発力の増大などが考えられる．しかし市販されている製品には，その科学的エビデンス（根拠）が乏しいものもあり，その効果・効能については疑問が残るものも多く存在し，使用時には注意を要する（表13-4）．

表13-4　スポーツエルゴジェニック

食品に含まれる成分	補助が期待される栄養素
BCAA・カルニチン	アミノ酸
クレアチンパウダー	糖質（炭水化物）
ドリンク	カフェイン
ウコン・エゾウコギ	ハーブ
コエンザイム Q10	ユキビノン

3）サプリメントの使用目的

　サプリメントの使用目的としては，普段の食事などから摂れるが，不足しがちな栄養素などの栄養補助として摂取する，また，美容などの目的で摂取することもある．

4）サプリメント利用のケース

* 減量のため食事制限をしているとき
  体重制限のある種目で減量しなくてはならないとき．
* 海外遠征や合宿等で思うように食事が摂れないとき
  海外などで食事が合わない，食品の入手が困難なとき．
* 激しいトレーニング後や試合後に食事が摂れないとき
  トレーニング後などの食欲不振，スケジュール過密で食事時間が取れないとき．
* 特定の食品が摂れないとき
  特定食品にアレルギーがあるとき，菜食主義など宗教上の理由で栄養が不足しがちなとき．

5）エルゴジェニックエイドの種類

　エルゴジェニックエイドとは，アスリートのパフォーマンス向上を期待して使用するサプリメントをいう．健康の維持・向上を目的として食事内容の改善やサプリメントがあり，スポーツパフォーマンス向上を期待するものにエルゴジェニックエイドを補助として使用することもある（図13-5）．

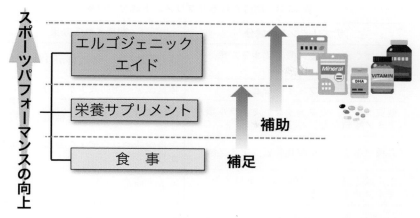

図 13-5　栄養サプリメントとエルゴジェニックエイドのイメージ

（1）栄養学的スポーツエルゴジェニック

身体的なパワーを増強するもので筋肉の肥大や筋肉のエネルギー産生の増強に役立つもの.

糖質（炭水化物），脂質，たんぱく質，アミノ酸，ビタミン，ミネラル，水，その他

（2）薬理学的スポーツエルゴジェニック

身体機能の特に代謝過程に影響をおよぼすようにつくられた薬物で身体的パワーを助ける可能性があるもの.

（3）生理学的スポーツエルゴジェニック

細胞代謝やホルモン・神経伝達物質，酵素運搬などを亢進させる目的で身体パワーを助ける可能性があるもの.

細胞代謝に関わる物質（カルニチン，クレアチン），ホルモン活性（ヒト成長ホルモン，テストステロンなど），酸素運搬（エリスロポエチン，酸素など）に関わるもの.

6）期待される効果とサプリメントの種類

サプリメントの使用目的別一覧を示した. 現在では多くのサプリメントが市場に出回っている. 中にはドーピング違反となるサプリメントも見られる. また，科学的根拠の明確でないものや効果が認められないものも多く存在している. 使用に際しては充分な検討が必要になる（表 13-5）.

表13-5　期待されるサプリメント成分の効果

サプリメントの成分	期待される効果
たんぱく質，アミノ酸，ミネラル類，ハーブ類など	筋力や筋パワーの改善が目的
カルニチン，カフェインなど	体重減少や脂肪減少が目的
糖質，重曹，カフェイン，ミネラル類，アミノ酸類など	疲労回復やエネルギー補給が目的
各種ビタミン，抗酸化物質，アミノ酸	免疫機能やコンディショニング向上が目的
たんぱく質，アミノ酸，コンドロイチン，グルコサミンなど	ケガの回復が目的

7) サプリメント摂取の注意

- 安全性は保障されているのか？
  明確な安全性が提示されているか.
- その効果は？
  表示効果に対する明らかな説明がなされているか.
- そのエビデンス（証拠・証明）は？
  製品のエビデンスは明確に示されているか.
- どの程度の摂取量か？
  摂取量が明確に示されているか.
- 自身の体質合っているか？
  使用により身体に異変や違和感を感じないか.
- 有害物質の有無は？
  使用成分が明確にされているか

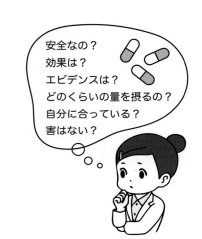

《コラム・こらむ・column》

「カラオケが上手くなる薬」があるらしい？

　インターネットで「カラオケサプリメント」，「カラオケが上手くなる薬」など，数多くのサプリメントが販売させている.
　これらサプリメントや薬品の効果はどれだけのものか分からないが，アスリートは「安易に薬剤を口にいれない」. すべて自己責任！

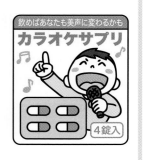

巻末資料

1. 健康づくりのための運動

1-1 身体活動基準 2013 が策定された経緯

わが国では，1978（昭 53）年の第 1 次国民健康づくり対策に続いて，1988（昭 63）年に第 2 次国民健康づくり対策であるアクティブ 80 ヘルスプランが策定された．

現在では，世界保健機関が提唱するヘルスプロモーションの理念に基づいた健康日本 21 が第 3 次国民健康づくり対策として 2000（平 12）年から実施されている．第 1 次・第 2 次計画がスローガン中心だったのに対し，健康日本 21 の特徴は，科学的根拠に基づく今後 10 年間の実現目標値を設定したこと，職域，職場，学校といった諸機関，諸分野が協働すること，そして住民参画を重視していることである．2013（平 25）年には全面改正され「健康日本 21（第 2 次）」がスタートし，国民の健康増進について 53 項目の数値目標を設定している．このうち身体活動（生活活動・運動）における数値目標は

- 日常生活における歩数の増加（約 1200〜1500 歩の増加）
- 運動習慣者の割合の増加（約 10 % の増加）
- 住民が運動しやすいまちづくり・環境整備に取り組む自治体数の増加（47 都道府県とする）

の 3 点である．

厚生労働省は，ライフステージに応じた健康づくりのための身体活動を推進するために「健康づくりのためのし運動基準 2006」を改訂し，「健康づくりのための身体活動基準 2013」（以下，身体活動基準 2013 と呼ぶ）を 2013（平 25）年に発表した．身体活動基準 2013 では，健康日本 21（第 2 次）の目標と整合性のとれた基準値が設定されている．以下，その概略を示す．

1-2 身体活動基準 2013 の特徴

(1) 身体活動は，安静の状態よりも多くのエネルギーを消費する全ての身体の動きと定義され，「運動」と「生活活動」に分けられる．運動とは身体活動のうち，体力の維持・向上を目的として計画的・意図的に実施するものをいう．生活活動とは身体活動のうち，運動以外のものをいい職業上の活動も含む．

(2) 身体活動全体に着目することの重要性から，「運動基準」から「身体活動基準」に名称を改めた．

(3) 身体活動の増加でリスクを低減できるものとして，従来の糖尿病・循環器疾患等に加え，がんやロコモティブシンドローム※・認知症が含まれることを明確化した．
   ※ロコモティブシンドロームとは，骨や関節，筋肉が衰えて要介護や寝たきり状態につながる状態をいう．

(4) こどもから高齢者までの基準を検討し，科学的根拠のあるものについて基準を設定

した.

(5) 保健指導で運動指導を安全に推進するために具体的な判断・対応の手順を示した.

(6) 身体活動を推進するための社会環境整備を重視し, 町づくりや職場づくりにおける保健事業の活用例を紹介した.

1-3　身体活動の強度と量

身体活動基準 2013 では, 身体活動の強さについては, メッツ（Metabolic Equivalents: METs）を用いている. メッツとは身体活動の強さを, 安静時の何倍に相当するかを表す単位で, 座位安静にしている状態が 1 メッツ（酸素消費量で約 3. 5 mL kg 体重/分）に相当する.

身体活動の量については, 身体活動の強度であるメッツに身体活動の実施時間（時）をかけた「メッツ・時」を単位としている.

(例) 3 メッツの運動を 1 時間行えば, 3 メッツ×1 時間 =3 メッツ・時, 20 分行えば, 3 メッツ×20/60 時間 =1 メッツ・時に相当する.

同様に 6 メッツの身体活動を 1 時間行えば, 6 メッツ・時, 30 分行えば 3 メッツ・時, 10 分行えば 1 メッツ・時に相当する.

(1) 1 メッツ・時に相当するエネルギー消費量

1 メッツ・時の身体活動量に相当するエネルギー消費量は, 個人の体重によって異なるので, 以下の簡易換算式〜算出できる.

エネルギー消費量 ＝ 身体活動量（メッツ・時）×体重（kg）

(2) 身体活動・運動量・体力の基準値

「身体活動基準 2013」では, 生活習慣病および生活機能低下のリスクの低減効果が示される身体活動量などを, 健康日本 21（第 2 次）の目標との整合性がとれるように基準値が設定されている.

2. 健康づくりのための身体活動基準

　ライフステージに応じた健康づくりのための身体活動（生活活動・運動）を推進することで健康日本 21（第 2 次）の推進に資するよう，「健康づくりのための運動基準 2006」を改定し，「健康づくりのための身体活動基準 2013」を策定した（表1）.

表1　健康づくりのための身体活動基準 2013 の概要

血糖・血圧・脂質に関する状況		身体活動（生活活動・運動*1）		運　動	体　力（うち全身持久力）
健診結果が基準範囲内	65歳以上	強度を問わず，身体活動を毎日 40 分（＝10 メッツ・時/週）	今より少しでも増やす（例えば10分多く歩く）*4	—	—
	18～64歳	3 メッツ以上の強度の身体活動*2 を毎日60分（＝23 メッツ・時/週）		3 メッツ以上の強度の運動*3を毎週 60 分（＝4 メッツ・時/週） 運動習慣をもつようにする（30分以上・週2日以上）*4	性・年代別に示した強度での運動を約 3 分間継続可能
	18歳未満	—		—	—
血糖・血圧・脂質のいずれかが保健指導レベルの者		医療機関にかかっておらず，「身体活動のリスクに関するスクリーニングシート」でリスクが ないことを確認できれば，対象者が運動開始前・実施中に自ら体調確認ができるよう支援した上で，保健指導の一環としての運動指導を積極的に行う.			
リスク重複者又はすぐ受診を要する者		生活習慣病患者が積極的に運動をする際には，安全面での配慮がより特に重要になるので，まずかかりつけの医師に相談する.			

*1　「身体活動」は，「生活活動」と「運動」に分けられる. このうち，生活活動とは，日常生活における労働，家事，通勤・通学などの身体活動を指す. また，運動とは，スポーツ等の，特に体力の維持・向上を目的として計画的・意図的に実施し，継続性のある身体活動を指す.
*2　「3 メッツ以上の強度の身体活動」とは，歩行又はそれと同等以上の身体活動.
*3　「3 メッツ以上の強度の運動」とは，息が弾み汗をかく程度の運動.
*4　年齢別の基準とは別に，世代共通の方向性として示したもの.

（1）18 歳～64 歳の身体活動

　基本的に従来通り（運動基準 2006 と同じ）である. 強度が 3 メッツ以上の中高強度身体活動量として 23 メッツ・時/週行う. 基本的には，歩行またはそれと同等以上の身体活動を 1 日 60 分行う. 強度が 3 メッツ以上の中高強度の運動を 4 メッツ・時/週行う. 具体的には，息が弾み汗をかく程度の運動を週当たり 60 分行う.

（2）65 歳以上の高齢者の身体活動（新規）

　強度を問わず，身体活動を 10 メッツ・時/週行う. 具体的には，座ったままでなければどんな動きでもよいので，身体活動を毎日 40 分行う.

（3）18歳未満の基準

18歳未満に関しては，身体活動（生活活動＋運動）が生活習慣病および生活機能低下のリスクを低減する効果について，十分な科学的根拠がないため，現段階では定量的な基準を設定していない．

（4）全年齢層における身体活動（生活活動・運動）の考え方

現在の身体活動量を少しでも増やす．例えば，今より毎日10分ずつ長く歩く．

（5）全年齢層における運動の考え方

運動習慣をもつようにする．具体的には，30分以上の運動を週2日以上行う．

（6）生活習慣病患者に推奨される身体活動

生活習慣病患者において身体活動が不足している場合には，強度が3〜6メッツの運動を10メッツ・時/週行うことが望ましい．

（7）性・年代別の全身持久力の基準

表2に示す強度での運動を約3分以上継続できた場合，基準を満たすと評価できる．

表2

	男性	女性
18〜39歳	11.0 METs (39 mL/kg/分)	9.5 (33ml/kg/分)
40〜59歳	10.0 (35ml/kg/分)	8.5 (30ml/kg/分)
60〜69歳	9.0 (32ml/kg/分)	7.5 (26ml/kg/分)

注）表中の（）内は最大酸素摂取量を示す．

3. 生活活動時のメッツ表

メッツ	3メッツ以上の生活活動の例
3.0	普通歩行（平地、67 m/分、犬を連れて）、電動アシスト付き自転車に乗る、家財道具の片付け、子どもの世話（立位）、台所の手伝い、大工仕事、梱包、ギター演奏（立位）
3.3	カーペット掃き、フロア掃き、掃除機、電気関係の仕事：配線工事、身体の動きを伴うスポーツ観戦
3.5	歩行（平地、75〜85 m/分、ほどほどの速さ、散歩など）、楽に自転車に乗る(8.9 km/時)、階段を下りる、軽い荷物運び、車の荷物の積み下ろし、荷づくり、モップがけ、床磨き、風呂掃除、庭の草むしり、子どもと遊ぶ（歩く/走る、中強度）、車椅子を押す、釣り（全般）、スクーター（原付）・オートバイの運転
4.0	自転車に乗る(≒16 km/時未満、通勤)、階段を上る（ゆっくり）、動物と遊ぶ（歩く/走る、中強度）、高齢者や障がい者の介護(身支度、風呂、ベッドの乗り降り)、屋根の雪下ろし
4.3	やや速歩（平地、やや速めに＝93 m/分）、苗木の植栽、農作業(家畜に餌を与える)
4.5	耕作、家の修繕
5.0	かなり速歩（平地、速く＝107 m/分))、動物と遊ぶ（歩く/走る、活発に）
5.5	シャベルで土や泥をすくう
5.8	子どもと遊ぶ(歩く/走る、活発に)、家具・家財道具の移動・運搬
6.0	スコップで雪かきをする
7.8	農作業(干し草をまとめる、納屋の掃除)
8.0	運搬（重い荷物）
8.3	荷物を上の階へ運ぶ
8.8	階段を上る（速く）

メッツ	3メッツ未満の生活活動の例
1.8	立位(会話、電話、読書)、皿洗い
2.0	ゆっくりした歩行（平地、非常に遅い＝53 m/分未満、散歩または家の中）、料理や食材の準備（立位、座位）、洗濯、子どもを抱えながら立つ、洗車・ワックスがけ
2.2	子どもと遊ぶ（座位、軽度）
2.3	ガーデニング（コンテナを使用する）、動物の世話、ピアノの演奏
2.5	植物への水やり、子どもの世話、仕立て作業
2.8	ゆっくりした歩行（平地、遅い＝53 m/分）、子ども・動物と遊ぶ（立位、軽度）

【出典】厚生労働科学研究費補助金（循環器疾患・糖尿病等生活習慣病対策総合研究事業）
「健康づくりのための運動基準2006改定のためのシステマティックレビュー」（研究代表者：宮地元彦）

4. 運動時のメッツ表

メッツ	3メッツ以上の運動の例
3.0	ボウリング、バレーボール、社交ダンス (ワルツ、サンバ、タンゴ)、ピラティス、太極拳
3.5	自転車エルゴメーター (30 ～ 50 ワット)、自体重を使った軽い筋力トレーニング (軽・中等度)、体操（家で、軽・中等度）、ゴルフ（手引きカートを使って）、カヌー
3.8	全身を使ったテレビゲーム（スポーツ・ダンス）
4.0	卓球、パワーヨガ、ラジオ体操第 1
4.3	やや速歩 (平地、やや速めに =93 m/分)、ゴルフ（クラブを担いで運ぶ）
4.5	テニス (ダブルス)＊、水中歩行（中等度）、ラジオ体操第 2
4.8	水泳 (ゆっくりとした背泳)
5.0	かなり速歩（平地、速く =107 m/分）、野球、ソフトボール、サーフィン、バレエ (モダン、ジャズ)
5.3	水泳 (ゆっくりとした平泳ぎ)、スキー、アクアビクス
5.5	バドミントン
6.0	ゆっくりとしたジョギング、ウェイトトレーニング（高強度、パワーリフティング、ボディビル）、バスケットボール、水泳 (のんびり泳ぐ)
6.5	山を登る (0 ～ 4.1 kg の荷物を持って)
6.8	自転車エルゴメーター (90 ～ 100 ワット)
7.0	ジョギング、サッカー、スキー、スケート、ハンドボール＊
7.3	エアロビクス、テニス（シングルス）＊、山を登る (約 4.5 ～ 9.0 kg の荷物を持って)
8.0	サイクリング（約 20 km/時）
8.3	ランニング (134 m/分)、水泳 (クロール、ふつうの速さ、46 m/分未満)、ラグビー＊
9.0	ランニング (139 m/分)
9.8	ランニング (161 m/分)
10.0	水泳 (クロール、速い、69 m/分)
10.3	武道・武術 (柔道、柔術、空手、キックボクシング、テコンドー)
11.0	ランニング (188 m/分)、自転車エルゴメーター (161 ～ 200 ワット)

メッツ	3メッツ未満の運動の例
2.3	ストレッチング、全身を使ったテレビゲーム (バランス運動、ヨガ)
2.5	ヨガ、ビリヤード
2.8	座って行うラジオ体操

＊試合の場合
【出典】厚生労働科学研究費補助金（循環器疾患・糖尿病等生活習慣病対策総合研究事業）
「健康づくりのための運動基準 2006 改定のためのシステマティックレビュー」（研究代表者：宮地元彦）

5. 日本人の食事摂取基準（2020年版）【抜粋】

（参考）推定エネルギー必要量（kcal/日）

性別	男性			女性		
身体活動レベル[*1]	I	II	III	I	II	III
0〜5（月）	—	550	—	—	500	—
6〜8（月）	—	650	—	—	600	—
9〜11（月）	—	700	—	—	650	—
1〜2（歳）	—	950	—	—	900	—
3〜5（歳）	—	1,300	—	—	1,250	—
6〜7（歳）	1,350	1,550	1,750	1,250	1,450	1,650
8〜9（歳）	1,600	1,850	2,100	1,500	1,700	1,900
10〜11（歳）	1,950	2,250	2,500	1,850	2,100	2,350
12〜14（歳）	2,300	2,600	2,900	2,150	2,400	2,700
15〜17（歳）	2,500	2,800	3,150	2,050	2,300	2,550
18〜29（歳）	2,300	2,650	3,050	1,700	2,000	2,300
30〜49（歳）	2,300	2,700	3,050	1,750	2,050	2,350
50〜64（歳）	2,200	2,600	2,950	1,650	1,950	2,250
65〜74（歳）	2,050	2,400	2,750	1,550	1,850	2,100
75以上（歳）[*2]	1,800	2,100	—	1,400	1,650	—
妊婦（付加量）[*3] 初期				+50	+50	+50
妊婦（付加量）[*3] 中期				+250	+250	+250
妊婦（付加量）[*3] 後期				+450	+450	+450
授乳婦（付加量）				+350	+350	+350

1 身体活動レベルは，低い，ふつう，高いの三つのレベルとして，それぞれI，II，IIIで示した.
2 レベルIIは自立している者，レベルIは自宅にいてほとんど外出しない者に相当する．レベルIは高齢者施設で自立に近い状態で過ごしている者にも適用できる値である.
3 妊婦個々の体格や妊娠中の体重増加量及び胎児の発育状況の評価を行うことが必要である.
注1：活用に当たっては，食事摂取状況のアセスメント，体重及びBMIの把握を行い，エネルギーの過不足は，体重の変化又はBMIを用いて評価すること.
注2：身体活動レベルIの場合，少ないエネルギー消費量に見合った少ないエネルギー摂取量を維持することになるため，健康の保持・増進の観点からは，身体活動量を増加させる必要がある.

〈たんぱく質の食事摂取基準〉（推定必要量，推奨量，目安量：g/日，目標量：%エネルギー)

性別	男性			女性		
年齢等	推奨量	目安量	目標量[*1]	推奨量	目安量	目標量[*1]
0〜5（月）	—	10	—	—	10	—
6〜8（月）	—	15	—	—	15	—
9〜11（月）	—	25	—	—	25	—
1〜2（歳）	20	—	13〜20	15	20	—	13〜20
3〜5（歳）	25	—	13〜20	20	25	—	13〜20
6〜7（歳）	25	30	13〜20	25	30	—	13〜20
8〜9（歳）	30	40	13〜20	30	40	—	13〜20
10〜11（歳）	40	45	13〜20	40	45	—	13〜20
12〜14（歳）	50	60	13〜20	45	55	—	13〜20
15〜17（歳）	50	65	13〜20	45	55	—	13〜20
18〜29（歳）	50	65	13〜20	40	50	—	13〜20
30〜49（歳）	50	65	13〜20	40	50	—	13〜20
50〜64（歳）[*2]	50	65	14〜20	40	50	—	14〜20
65〜74（歳）[*2]	50	60	15〜20	40	50	—	15〜20
75以上（歳）	50	60	15〜20	40	50	—	15〜20
妊婦（付加量）[*3] 初期				+0	+0	—	—[*3]
妊婦（付加量）[*3] 中期				+5	+5	—	—[*3]
妊婦（付加量）[*3] 後期				+20	+20	—	
授乳婦（付加量）				+15	+20	—	

1 範囲に関しては，おおむねの値を示したものであり，弾力的に運用すること.
2 65歳以上の高齢者について，フレイル予防を目的とした量を定めることは難しいが，身長・体重が参照体位に比べて小さい者や，特に75歳以上であって加齢に伴い身体活動量が大きく低下した者など，必要エネルギー摂取量が低い者では，下限が推奨量を下回る場合があり得る．この場合でも，下限は推奨量以上とすることが望ましい.
3 妊婦（初期・中期）の目標量は，13〜20%エネルギーとした.
4 妊婦（後期）及び授乳婦の目標量は，15〜20%エネルギーとした.

〈脂質の食事摂取基準〉
（脂質の総エネルギーに占める割合（脂肪エネルギー比率）:%エネルギー）

性　別	男性		女性	
年齢等	目安量	目安量*¹	目安量	目安量*¹
0～5（月）	50	—	50	—
6～11（月）	40	—	40	—
1～2（歳）	—	20～30	—	20～30
3～5（歳）	—	20～30	—	20～30
6～7（歳）	—	20～30	—	20～30
8～9（歳）	—	20～30	—	20～30
10～11（歳）	—	20～30	—	20～30
12～14（歳）	—	20～30	—	20～30
15～17（歳）	—	20～30	—	20～30
18～29（歳）	—	20～30	—	20～30
30～49（歳）	—	20～30	—	20～30
50～64（歳）	—	20～30	—	20～30
65～74（歳）	—	20～30	—	20～30
75以上（歳）	—	20～30	—	20～30
妊　婦			—	20～30
授乳婦			—	20～30

1　範囲に関しては，おおむねの値を示したものである.

〈飽和脂肪酸の食事摂取基準（%エネルギー）*¹*²〉

性　別	男　性	女　性
年齢等	目標量	目標量
0～5（月）	—	—
6～11（月）	—	—
1～2（歳）	—	—
3～5（歳）	10以下	10以下
6～7（歳）	10以下	10以下
8～9（歳）	10以下	10以下
10～11（歳）	10以下	10以下
12～14（歳）	10以下	10以下
15～17（歳）	8以下	8以下
18～29（歳）	7以下	7以下
30～49（歳）	7以下	7以下
50～64（歳）	7以下	7以下
65～74（歳）	7以下	7以下
75以上（歳）	7以下	7以下
妊　婦		7以下
授乳婦		7以下

1　飽和脂肪酸と同じく，脂質異常症及び循環器疾患に関与する栄養素としてコレステロールがある．コレステロールに目標量は設定しないが，これは許容される摂取量に上限が存在しないことを保証するものではない．また，脂質異常症の重症化予防の目的からは，200 mg／日未満に留めることが望ましい.

2　飽和脂肪酸と同じく，冠動脈疾患に関与する栄養素としてトランス脂肪酸がある．日本人の大多数は，トランス脂肪酸に関する世界保健機関（WHO）の目標（1% エネルギー未満）を下回っており，トランス脂肪酸の摂取による健康への影響は，飽和脂肪酸の摂取によるものと比べて小さいと考えられる．ただし，脂質に偏った食事をしている者では，留意する必要がある．トランス脂肪酸は人体にとって不可欠な栄養素ではなく，健康の保持・増進を図る上で積極的な摂取は勧められないことから，その摂取は1% エネルギー未満に留めることが望ましく，1% エネルギー未満でもできるだけ低く留めることが望ましい.

〈n-6 系脂肪酸の食事摂取基準（g/日）〉

性　別	男　性	女　性
年齢等	目安量	目安量
0〜5（月）	4	4
6〜11（月）	4	4
1〜2（歳）	4	4
3〜5（歳）	6	6
6〜7（歳）	8	7
8〜9（歳）	8	7
10〜11（歳）	10	8
12〜14（歳）	11	9
15〜17（歳）	13	9
18〜29（歳）	11	8
30〜49（歳）	10	8
50〜64（歳）	10	8
65〜74（歳）	9	8
75以上（歳）	8	7
妊　婦		9
授乳婦		10

〈n-3 系脂肪酸の食事摂取基準（g/日）〉

性　別	男　性	女　性
年齢等	目安量	目安量
0〜5（月）	0.9	0.9
6〜11（月）	0.8	0.8
1〜2（歳）	0.7	0.8
3〜5（歳）	1.1	1.0
6〜7（歳）	1.5	1.3
8〜9（歳）	1.5	1.3
10〜11（歳）	1.6	1.6
12〜14（歳）	1.9	1.6
15〜17（歳）	2.1	1.6
18〜29（歳）	2.0	1.6
30〜49（歳）	2.0	1.6
50〜64（歳）	2.2	1.9
65〜74（歳）	2.2	2.0
75以上（歳）	2.1	1.8
妊　婦		1.6
授乳婦		1.8

〈炭水化物の食事摂取基準（%エネルギー）*1*2〉

性　別	男　性	女　性
年齢等	目標量	目標量
0〜5（月）	—	—
6〜11（月）	—	—
1〜2（歳）	50〜65	50〜65
3〜5（歳）	50〜65	50〜65
6〜7（歳）	50〜65	50〜65
8〜9（歳）	50〜65	50〜65
10〜11（歳）	50〜65	50〜65
12〜14（歳）	50〜65	50〜65
15〜17（歳）	50〜65	50〜65
18〜29（歳）	50〜65	50〜65
30〜49（歳）	50〜65	50〜65
50〜64（歳）	50〜65	50〜65
65〜74（歳）	50〜65	50〜65
75以上（歳）	50〜65	50〜65
妊　婦		50〜65
授乳婦		50〜65

1　範囲に関しては，おおむねの値を示したものである．
2　アルコールを含む．ただし，アルコールの摂取を勧めるものではない．

〈食物繊維の食事摂取基準（g/日）〉

性　別	男　性	女　性
年齢等	目安量	目安量
0〜5（月）	—	—
6〜11（月）	—	—
1〜2（歳）	—	—
3〜5（歳）	8以上	8以上
6〜7（歳）	10以上	10以上
8〜9（歳）	11以上	11以上
10〜11（歳）	13以上	13以上
12〜14（歳）	17以上	17以上
15〜17（歳）	19以上	18以上
18〜29（歳）	21以上	18以上
30〜49（歳）	21以上	18以上
50〜64（歳）	21以上	18以上
65〜74（歳）	20以上	17以上
75以上（歳）	20以上	17以上
妊　婦		18以上
授乳婦		18以上

〈エネルギー産生栄養素バランスの食事摂取基準（%エネルギー）〉

性　別	男　性				女　性			
年齢等	目標量*1*2				目標量*1*2			
	たんぱく質*3	脂質*4		炭水化物*5*6	たんぱく質*3	脂質*4		炭水化物*5*6
		脂　質	飽和脂肪酸			脂　質	飽和脂肪酸	
0～11（月）	—	—	—	—	—	—	—	—
1～2（歳）	13～20	20～30	—	50～65	13～20	20～30	—	50～65
3～5（歳）	13～20	20～30	10以下	50～65	13～20	20～30	10以下	50～65
6～7（歳）	13～20	20～30	10以下	50～65	13～20	20～30	10以下	50～65
8～9（歳）	13～20	20～30	10以下	50～65	13～20	20～30	10以下	50～65
10～11（歳）	13～20	20～30	10以下	50～65	13～20	20～30	10以下	50～65
12～14（歳）	13～20	20～30	10以下	50～65	13～20	20～30	10以下	50～65
15～17（歳）	13～20	20～30	8以下	50～65	13～20	20～30	8以下	50～65
18～29（歳）	13～20	20～30	7以下	50～65	13～20	20～30	7以下	50～65
30～49（歳）	13～20	20～30	7以下	50～65	13～20	20～30	7以下	50～65
50～64（歳）	14～20	20～30	7以下	50～65	14～20	20～30	7以下	50～65
65～74（歳）	15～20	20～30	7以下	50～65	15～20	20～30	7以下	50～65
75以上（歳）*2	15～20	20～30	7以下	50～65	15～20	20～30	7以下	50～65
妊婦　初期					13～20			
中期					13～20	20～30	7以下	50～65
後期					15～20			
授乳婦					15～20	20～30	7以下	50～65

1　必要なエネルギー量を確保した上でのバランスとすること.
2　範囲に関しては，おおむねの値を示したものであり，弾力的に運用すること.
3　65歳以上の高齢者について，フレイル予防を目的とした量を定めることは難しいが，身長・体重が参照体位に比べて小さい者や，特に75歳以上であって加齢に伴い身体活動量が大きく低下した者など，必要エネルギー摂取量が低い者では，下限が推奨量を下回る場合があり得る．この場合でも，下限は推奨量以上とすることが望ましい.
4　脂質については，その構成成分である飽和脂肪酸など，質への配慮を十分に行う必要がある.
5　アルコールを含む．ただし，アルコールの摂取を勧めるものではない.
6　食物繊維の目標量を十分に注意すること.

〈ビタミンAの食事摂取基準（µgRAE/日）*1〉

性　別	男　性				女　性			
年齢等	推定平均必要量*2	推奨量*2	目安量*3	耐容上限量*3	推定平均必要量*2	推奨量*2	目安量*3	耐容上限量*3
0～5（月）	—	—	300	600	—	—	300	600
6～11（月）	—	—	400	600	—	—	400	600
1～2（歳）	300	400	—	600	250	350	—	600
3～5（歳）	350	450	—	700	350	500	—	850
6～7（歳）	300	400	—	950	300	400	—	1,200
8～9（歳）	350	500	—	1,200	350	500	—	1,500
10～11（歳）	450	600	—	1,500	400	600	—	1,900
12～14（歳）	550	800	—	2,100	500	700	—	2,500
15～17（歳）	650	900	—	2,500	500	650	—	2,800
18～29（歳）	600	850	—	2,700	450	650	—	2,700
30～49（歳）	650	900	—	2,700	500	700	—	2,700
50～64（歳）	650	900	—	2,700	500	700	—	2,700
65～74（歳）	600	850	—	2,700	500	700	—	2,700
75以上（歳）*2	500	850	—	2,700	450	650	—	2,700
妊婦（付加量）　初期					0	+0	—	—
中期					0	+0	—	—
後期					60	+80	—	—
授乳婦（付加量）					15～20	20～30	—	—

1　レチノール活性当量（µgRAE）＝レチノール（µg）＋β－カロテン（µg）×1／12＋α－カロテン（µg）×1／24＋β－クリプトキサンチン（µg）×1／24＋その他のプロビタミンAカロテノイド（µg）×1／24
2　プロビタミンAカロテノイドを含む.
3　プロビタミンAカロテノイドを含まない.

〈ビタミンDの食事摂取基準（μg/日）*1〉

性　別	男性		女性	
年齢等	目安量	耐容上限量	目安量	耐容上限量
0～5（月）	5.0	25	5.0	25
6～11（月）	5.0	25	5.0	25
1～2（歳）	3.0	20	3.5	20
3～5（歳）	3.5	30	4.0	30
6～7（歳）	4.5	30	5.0	30
8～9（歳）	5.0	40	6.0	40
10～11（歳）	6.5	60	8.0	60
12～14（歳）	8.0	80	9.5	80
15～17（歳）	9.0	90	8.5	90
18～29（歳）	8.5	100	8.5	100
30～49（歳）	8.5	100	8.5	100
50～64（歳）	8.5	100	8.5	100
65～74（歳）	8.5	100	8.5	100
75以上（歳）	8.5	100	8.5	100
妊　婦			8.5	—
授乳婦			8.5	—

1　日照により皮膚でビタミンDが産生されることを踏まえ，フレイル予防を図る者はもとより，全年齢区分を通じて，日常生活において可能な範囲内での適度な日光浴を心掛けるとともに，ビタミンDの摂取については，日照時間を考慮に入れることが重要である．

〈ビタミンEの食事摂取基準（mg/日）*1〉

性　別	男性		女性	
年齢等	目安量	耐容上限量	目安量	耐容上限量
0～5（月）	3.0	—	3.0	—
6～11（月）	4.0	—	4.0	—
1～2（歳）	3.0	150	3.0	150
3～5（歳）	4.0	200	4.0	200
6～7（歳）	5.0	300	5.0	300
8～9（歳）	5.0	350	5.0	350
10～11（歳）	5.5	450	5.5	450
12～14（歳）	6.5	650	6.0	600
15～17（歳）	7.0	750	5.5	650
18～29（歳）	6.0	850	5.0	650
30～49（歳）	6.0	900	5.5	700
50～64（歳）	7.0	850	6.0	700
65～74（歳）	7.0	850	6.5	650
75以上（歳）	6.5	750	6.5	650
妊　婦			6.5	—
授乳婦			7.0	—

1　α-トコフェロールについて算定した．α-トコフェロール以外のビタミンEは含んでいない．

〈ビタミンKの食事摂取基準（μg/日）〉

性　別	男　性	女　性
年齢等	目安量	目安量
0〜5 （月）	4	4
6〜11 （月）	7	7
1〜2 （歳）	50	60
3〜5 （歳）	60	70
6〜7 （歳）	80	90
8〜9 （歳）	90	110
10〜11 （歳）	110	140
12〜14 （歳）	140	170
15〜17 （歳）	160	150
18〜29 （歳）	150	150
30〜49 （歳）	150	150
50〜64 （歳）	150	150
65〜74 （歳）	150	150
75以上 （歳）	150	150
妊　婦		150
授乳婦		150

〈ビタミンB₁の食事摂取基準（mg/日）*1*2〉

性　別	男　性			女　性		
年齢等	推定平均必要量	推奨量	目安量	推定平均必要量	推奨量	目安量
0〜5 （月）	—	—	0.1	—	—	0.1
6〜11 （月）	—	—	0.2	—	—	0.2
1〜2 （歳）	0.4	0.5	—	0.4	0.5	—
3〜5 （歳）	0.6	0.7	—	0.6	0.7	—
6〜7 （歳）	0.7	0.8	—	0.7	0.8	—
8〜9 （歳）	0.8	1.0	—	0.8	0.9	—
10〜11 （歳）	1.0	1.2	—	0.9	1.1	—
12〜14 （歳）	1.2	1.4	—	1.1	1.3	—
15〜17 （歳）	1.3	1.5	—	1.0	1.2	—
18〜29 （歳）	1.2	1.4	—	0.9	1.1	—
30〜49 （歳）	1.2	1.4	—	0.9	1.1	—
50〜64 （歳）	1.1	1.3	—	0.9	1.1	—
65〜74 （歳）	1.1	1.3	—	0.9	1.1	—
75以上 （歳）	1.0	1.2	—	0.8	0.9	—
妊婦 （付加量）				+0.2	+0.2	—
授乳婦 （付加量）				+0.2	+0.2	—

1　チアミン塩化物塩酸塩（分子量＝337.3）の重量として示した．
2　身体活動レベルⅡの推定エネルギー必要量を用いて算定した．特記事項：推定平均必要量は，ビタミンB₁
　の欠乏症である脚気を予防するに足る最小必要量からではなく，尿中にビタミンB₁の排泄量が増大し始め
　る摂取量（体内飽和量）から算定．

〈ビタミンB₂の食事摂取基準（mg/日）*1〉

性　別	男　性			女　性		
年齢等	推定平均必要量	推奨量	目安量	推定平均必要量	推奨量	目安量
0〜5　（月）	—	—	0.3	—	—	0.3
6〜11（月）	—	—	0.4	—	—	0.4
1〜2　（歳）	0.5	0.6	—	0.5	0.5	—
3〜5　（歳）	0.7	0.8	—	0.6	0.8	—
6〜7　（歳）	0.8	0.9	—	0.7	0.9	—
8〜9　（歳）	0.9	1.1	—	0.9	1.0	—
10〜11（歳）	1.1	1.4	—	1.0	1.3	—
12〜14（歳）	1.3	1.6	—	1.2	1.4	—
15〜17（歳）	1.4	1.7	—	1.2	1.4	—
18〜29（歳）	1.3	1.6	—	1.0	1.2	—
30〜49（歳）	1.3	1.6	—	1.0	1.2	—
50〜64（歳）	1.2	1.5	—	1.0	1.2	—
65〜74（歳）	1.2	1.5	—	1.0	1.2	—
75以上（歳）	1.1	1.3	—	0.9	1.0	—
妊婦（付加量）				+0.2	+0.3	
授乳婦（付加量）				+0.5	+0.6	

1　身体活動レベルⅡの推定エネルギー必要量を用いて算定した．特記事項：推定平均必要量は，ビタミンB₂の欠乏症である口唇炎，口角炎，舌炎などの皮膚炎を予防するに足る最小量からではなく，尿中にビタミンB₂の排泄量が増大し始める摂取量（体内飽和量）から算定．

〈ナイアシンの食事摂取基準（mgNE/日）*1*2〉

性　別	男　性				女　性			
年齢等	推定平均必要量	推奨量	目安量	耐容上限量*3	推定平均必要量	推奨量	目安量	耐容上限量*3
0〜5　（月）*4	—	—	2	—	—	—	2	—
6〜11（月）	—	—	3	—	—	—	3	—
1〜2　（歳）	5	6	—	60 (15)	4	5	—	60 (15)
3〜5　（歳）	6	8	—	80 (20)	6	7	—	80 (20)
6〜7　（歳）	7	9	—	100 (30)	7	8	—	100 (30)
8〜9　（歳）	9	11	—	150 (35)	8	10	—	150 (35)
10〜11（歳）	11	13	—	200 (45)	10	10	—	150 (45)
12〜14（歳）	12	15	—	250 (60)	12	14	—	250 (60)
15〜17（歳）	14	17	—	300 (70)	11	13	—	250 (65)
18〜29（歳）	13	15	—	300 (80)	9	11	—	250 (65)
30〜49（歳）	13	15	—	350 (85)	10	12	—	250 (65)
50〜64（歳）	12	14	—	350 (85)	9	11	—	250 (65)
65〜74（歳）	12	14	—	300 (80)	9	11	—	250 (65)
75以上（歳）	11	13	—	300 (75)	9	10	—	250 (60)
妊　婦（付加量）					+0	+0	—	—
授乳婦（付加量）					+3	+3	—	—

1　ナイアシン当量（NE）＝ナイアシン＋1／60トリプトファンで示した．
2　身体活動レベルⅡの推定エネルギー必要量を用いて算定した．
3　ニコチンアミドの重量（mg／日），（　）内はニコチン酸の重量（mg／日）．
4　単位はmg／日．

〈ビタミンB₆の食事摂取基準（mg/日）*²〉

性　別	男　性				女　性			
年齢等	推定平均必要量	推奨量	目安量	耐容上限量*¹	推定平均必要量	推奨量	目安量	耐容上限量*¹
0〜5（月）	—	—	0.2	—	—	—	2.0	—
6〜11（月）	—	—	0.3	—	—	—	3.0	—
1〜2（歳）	0.4	0.5	—	10	0.4	0.5	—	10
3〜5（歳）	0.5	0.6	—	15	0.5	0.6	—	15
6〜7（歳）	0.7	0.8	—	20	0.6	0.7	—	20
8〜9（歳）	0.8	0.9	—	25	0.8	0.9	—	25
10〜11（歳）	1.0	1.1	—	30	1.0	1.1	—	30
12〜14（歳）	1.2	1.4	—	40	1.0	1.3	—	40
15〜17（歳）	1.2	1.5	—	50	1.0	1.3	—	45
18〜29（歳）	1.1	1.4	—	55	1.0	1.1	—	45
30〜49（歳）	1.1	1.4	—	60	1.0	1.1	—	45
50〜64（歳）	1.1	1.4	—	55	1.0	1.1	—	45
65〜74（歳）	1.1	1.4	—	50	1.0	1.1	—	40
75以上（歳）	1.1	1.4	—	50	1.0	1.1	—	40
妊　婦（付加量）					+0.2	+0.2	—	—
授乳婦（付加量）					+0.3	+0.3	—	—

1　たんぱく質の推奨量を用いて算定した（妊婦・授乳婦の付加量は除く）.
2　ピリドキシン（分子量＝169.2）の重量として示した.

〈ビタミンB₁₂の食事摂取基準（μg/日）*¹〉

性　別	男　性			女　性		
年齢等	推定平均必要量	推奨量	目安量	推定平均必要量	推奨量	目安量
0〜5（月）	—	—	0.4	—	—	0.4
6〜11（月）	—	—	0.5	—	—	0.5
1〜2（歳）	0.8	0.9	—	0.8	0.9	—
3〜5（歳）	0.9	1.1	—	0.9	1.1	—
6〜7（歳）	1.1	1.3	—	1.1	1.3	—
8〜9（歳）	1.3	1.6	—	1.3	1.6	—
10〜11（歳）	1.6	1.9	—	1.6	1.9	—
12〜14（歳）	2.0	2.4	—	2.0	2.4	—
15〜17（歳）	2.0	2.4	—	2.0	2.4	—
18〜29（歳）	2.0	2.4	—	2.0	2.4	—
30〜49（歳）	2.0	2.4	—	2.0	2.4	—
50〜64（歳）	2.0	2.4	—	2.0	2.4	—
65〜74（歳）	2.0	2.4	—	2.0	2.4	—
75以上（歳）	2.0	2.4	—	2.0	2.4	—
妊　婦（付加量）				+0.3	+0.4	—
授乳婦（付加量）				+0.7	+0.8	—

1　シアノコバラミン（分子量＝1,355.37）の重量として示した.

〈葉酸の食事摂取基準（μg/日）*1〉

性　別	男　性				女　性			
年齢等	推定平均必要量	推奨量	目安量	耐容上限量*2	推定平均必要量	推奨量	目安量	耐容上限量*2
0〜5　（月）	—	—	40	—	—	—	40	—
6〜11（月）	—	—	60	—	—	—	60	—
1〜2　（歳）	80	90	—	200	90	90	—	200
3〜5　（歳）	90	110	—	300	90	110	—	300
6〜7　（歳）	110	140	—	400	110	140	—	400
8〜9　（歳）	130	160	—	500	130	160	—	500
10〜11（歳）	160	190	—	700	160	190	—	700
12〜14（歳）	200	240	—	900	200	240	—	900
15〜17（歳）	220	240	—	900	200	240	—	900
18〜29（歳）	200	240	—	900	200	240	—	900
30〜49（歳）	200	240	—	1,000	200	240	—	1,000
50〜64（歳）	200	240	—	1,000	200	240	—	1,000
65〜74（歳）	200	240	—	900	200	240	—	900
75以上（歳）	200	240	—	900	200	240	—	900
妊婦（付加量）　*3*4					+200	+240	—	—
授乳婦（付加量）					+80	+100	—	—

1　プテロイルモノグルタミン酸（分子量＝441.40）の重量として示した.
2　通常の食品以外の食品に含まれる葉酸（狭義の葉酸）に適用する.
3　妊娠を計画している女性，妊娠の可能性がある女性及び妊娠初期の妊婦は，胎児の神経管閉鎖障害のリスク低減のために，通常の食品以外の食品に含まれる葉酸（狭義の葉酸）を400μg／日摂取することが望まれる.
4　付加量は，中期及び後期にのみ設定した.

〈パントテン酸の食事摂取基準（mg/日）〉

性　別	男　性	女　性
年齢等	目安量	目安量
0〜5　（月）	4	4
6〜11（月）	5	5
1〜2　（歳）	3	4
3〜5　（歳）	4	4
6〜7　（歳）	5	5
8〜9　（歳）	6	5
10〜11（歳）	6	6
12〜14（歳）	7	6
15〜17（歳）	7	6
18〜29（歳）	5	5
30〜49（歳）	5	5
50〜64（歳）	6	5
65〜74（歳）	6	5
75以上（歳）	6	5
妊　婦		5
授乳婦		6

〈ビオチンの食事摂取基準（μg/日）〉

性　別	男　性	女　性
年齢等	目安量	目安量
0〜5　（月）	4	4
6〜11（月）	5	5
1〜2　（歳）	20	20
3〜5　（歳）	20	20
6〜7　（歳）	30	30
8〜9　（歳）	30	30
10〜11（歳）	40	40
12〜14（歳）	50	50
15〜17（歳）	50	50
18〜29（歳）	50	50
30〜49（歳）	50	50
50〜64（歳）	50	50
65〜74（歳）	50	50
75以上（歳）	50	50
妊　婦		50
授乳婦		50

〈ビタミンCの食事摂取基準(mg/日)*1〉

性　別	男　性			女　性		
年齢等	推定平均必要量	推奨量	目安量	推定平均必要量	推奨量	目安量
0～5（月）	—	—	40	—	—	40
6～11（月）	—	—	40	—	—	40
1～2（歳）	35	40	—	35	40	—
3～5（歳）	40	50	—	40	50	—
6～7（歳）	50	60	—	50	60	—
8～9（歳）	60	70	—	60	70	—
10～11（歳）	70	85	—	70	85	—
12～14（歳）	85	100	—	85	100	—
15～17（歳）	85	100	—	85	100	—
18～29（歳）	85	100	—	85	100	—
30～49（歳）	85	100	—	85	100	—
50～64（歳）	85	100	—	85	100	—
65～74（歳）	80	100	—	80	100	—
75以上（歳）	80	100	—	80	100	—
妊婦（付加量）*3*4				+10	+10	—
授乳婦（付加量）				+40	+45	—

1　L－アスコルビン酸（分子量＝176.12）の重量で示した．特記事項：推定平均必要量は，ビタミンCの欠乏症である壊血病を予防するに足る最小量からではなく，心臓血管系の疾病予防効果及び抗酸化作用の観点から算定．

〈ナトリウムの食事摂取基準(mg/日,（ ）は食塩相当量[g/日])*1〉

性　別	男　性			女　性		
年齢等	推定平均必要量	目安量	目標量	推定平均必要量	目安量	目標量
0～5（月）	—	100 (0.3)	—	—	100 (0.3)	—
6～11（月）	—	600 (1.5)	—	—	600 (1.5)	—
1～2（歳）	—	—	(3.0未満)	—	—	(3.0未満)
3～5（歳）	—	—	(3.5未満)	—	—	(3.5未満)
6～7（歳）	—	—	(4.5未満)	—	—	(4.5未満)
8～9（歳）	—	—	(5.0未満)	—	—	(5.0未満)
10～11（歳）	—	—	(6.0未満)	—	—	(6.0未満)
12～14（歳）	—	—	(7.0未満)	—	—	(6.5未満)
15～17（歳）	—	—	(7.5未満)	—	—	(6.5未満)
18～29（歳）	600 (1.5)	—	(7.5未満)	600 (1.5)	—	(6.5未満)
30～49（歳）	600 (1.5)	—	(7.5未満)	600 (1.5)	—	(6.5未満)
50～64（歳）	600 (1.5)	—	(7.5未満)	600 (1.5)	—	(6.5未満)
65～74（歳）	600 (1.5)	—	(7.5未満)	600 (1.5)	—	(6.5未満)
75以上（歳）	600 (1.5)	—	(7.5未満)	600 (1.5)	—	(6.5未満)
妊婦（付加量）*3*4				600 (1.5)	—	(6.5未満)
授乳婦（付加量）				600 (1.5)	—	(6.5未満)

1　高血圧及び慢性腎臓病（CKD）の重症化予防のための食塩相当量の量は，男女とも6.0ｇ／日未満とした．

〈カリウムの食事摂取基準（mg/日）〉

性　別	男　性		女　性	
年齢等	目安量	目標量	目安量	目標量
0〜5　（月）	400	—	400	—
6〜11（月）	700	—	700	—
1〜2　（歳）	900	—	900	—
3〜5　（歳）	1,000	1,400以上	1,000	1,400以上
6〜7　（歳）	1,300	1,800以上	1,200	1,800以上
8〜9　（歳）	1,500	2,000以上	1,500	2,000以上
10〜11（歳）	1,800	2,200以上	1,800	2,000以上
12〜14（歳）	2,300	2,400以上	1,900	2,400以上
15〜17（歳）	2,700	3,000以上	2,000	2,600以上
18〜29（歳）	2,500	3,000以上	2,000	2,600以上
30〜49（歳）	2,500	3,000以上	2,000	2,600以上
50〜64（歳）	2,500	3,000以上	2,000	2,600以上
65〜74（歳）	2,500	3,000以上	2,000	2,600以上
75以上（歳）	2,500	3,000以上	2,000	2,600以上
妊　婦			2,000	2,600以上
授乳婦			2,000	2,600以上

〈カルシウムの食事摂取基準（mg/日）〉

性　別	男　性				女　性			
年齢等	推定平均必要量	推奨量	目安量	耐容上限量	推定平均必要量	推奨量	目安量	耐容上限量
0〜5　（月）	—	—	200	—	—	—	200	—
6〜11（月）	—	—	250	—	—	—	250	—
1〜2　（歳）	350	450	—	—	350	400	—	—
3〜5　（歳）	500	600	—	—	450	550	—	—
6〜7　（歳）	500	600	—	—	450	550	—	—
8〜9　（歳）	550	650	—	—	600	750	—	—
10〜11（歳）	600	700	—	—	600	750	—	—
12〜14（歳）	850	1,000	—	—	700	800	—	—
15〜17（歳）	650	800	—	—	550	650	—	—
18〜29（歳）	650	800	—	2,500	550	650	—	2,500
30〜49（歳）	600	750	—	2,500	550	650	—	2,500
50〜64（歳）	600	750	—	2,500	550	650	—	2,500
65〜74（歳）	600	750	—	2,500	550	650	—	2,500
75以上（歳）	600	700	—	2,500	500	600	—	2,500
妊婦（付加量）					+0	+0	—	—
授乳婦（付加量）					+0	+0	—	—

〈マグネシウムの食事摂取基準（mg/日）〉

性　別	男　性				女　性			
年齢等	推定平均 必要量	推奨量	目安量	耐容 上限量[*1]	推定平均 必要量	推奨量	目安量	耐容 上限量[*1]
0〜5　（月）	—	—	20	—	—	—	20	—
6〜11（月）	—	—	60	—	—	—	60	—
1〜2　（歳）	60	70	—	—	60	70	—	—
3〜5　（歳）	80	100	—	—	80	100	—	—
6〜7　（歳）	110	130	—	—	110	130	—	—
8〜9　（歳）	140	170	—	—	140	160	—	—
10〜11（歳）	180	210	—	—	180	220	—	—
12〜14（歳）	250	290	—	—	240	290	—	—
15〜17（歳）	300	360	—	—	260	310	—	—
18〜29（歳）	280	340	—	—	230	270	—	—
30〜49（歳）	310	370	—	—	240	290	—	—
50〜64（歳）	310	370	—	—	240	290	—	—
65〜74（歳）	290	350	—	—	230	280	—	—
75以上（歳）	270	320	—	—	220	260	—	—
妊婦（付加量）					+30	+40	—	—
授乳婦（付加量）					+0	+0	—	—

1　通常の食品以外からの摂取量の耐容上限量は，成人の場合350 mg／日，小児では5 mg／kg体重／日とした．それ以外の通常の食品からの摂取の場合，耐容上限量は設定しない．

〈リンの食事摂取基準（mg/日）〉

性　別	男　性		女　性	
年齢等	目安量	耐容 上限量	目安量	耐容 上限量
0〜5　（月）	120	—	120	—
6〜11（月）	260	—	260	—
1〜2　（歳）	500	—	500	—
3〜5　（歳）	700	—	700	—
6〜7　（歳）	900	—	800	—
8〜9　（歳）	1,000	—	1,000	—
10〜11（歳）	1,100	—	1,000	—
12〜14（歳）	1,200	—	1,000	—
15〜17（歳）	1,200	—	900	—
18〜29（歳）	1,000	3,000	800	3,000
30〜49（歳）	1,000	3,000	800	3,000
50〜64（歳）	1,000	3,000	800	3,000
65〜74（歳）	1,000	3,000	800	3,000
75以上（歳）	1,000	3,000	800	3,000
妊　婦			800	—
授乳婦			800	—

〈鉄の食事摂取基準(mg/日)〉

性　別	男　性				女　性					
年齢等	推定平均必要量	推奨量	目安量	耐容上限量	月経なし		月経あり		目安量	耐容上限量
					推定平均必要量	推奨量	推定平均必要量	推奨量		
0〜5 （月）	—	—	0.5	—	—	—	—	—	0.5	—
6〜11 （月）	3.5	5.0	—	—	3.5	4.5	—	—	—	—
1〜2 （歳）	3.0	4.5	—	25	3.0	4.5	—	—	—	20
3〜5 （歳）	4.0	5.5	—	25	4.0	5.5	—	—	—	25
6〜7 （歳）	5.0	5.5	—	30	4.5	5.5	—	—	—	30
8〜9 （歳）	6.0	7.0	—	35	6.0	7.5	—	—	—	35
10〜11 （歳）	7.0	8.5	—	35	7.0	8.5	10.0	12.0	—	35
12〜14 （歳）	8.0	10.0	—	40	7.0	8.5	10.0	12.0	—	40
15〜17 （歳）	8.0	10.0	—	50	5.5	7.0	8.5	10.5	—	40
18〜29 （歳）	6.5	7.5	—	50	5.5	6.5	8.5	10.5	—	40
30〜49 （歳）	6.5	7.5	—	50	5.5	6.5	9.0	10.5	—	40
50〜64 （歳）	6.5	7.5	—	50	5.5	6.5	9.0	11.0	—	40
65〜74 （歳）	6.0	7.5	—	50	5.0	6.0	—	—	—	40
75以上 （歳）	6.0	7.0	—	50	5.0	6.0	—	—	—	40
妊婦（付加量）初期					+2.0	+2.5	—	—	—	—
中期・後期					+8.0	+9.5	—	—	—	—
授乳婦（付加量）					+2.0	+2.5	—	—	—	—

〈亜鉛の食事摂取基準(mg/日)〉

性　別	男　性				女　性			
年齢等	推定平均必要量	推奨量	目安量	耐容上限量	推定平均必要量	推奨量	目安量	耐容上限量
0〜5 （月）	—	—	2	—	—	—	2	—
6〜11 （月）	—	—	3	—	—	—	3	—
1〜2 （歳）	3	3	—	—	2	3	—	—
3〜5 （歳）	3	4	—	—	3	3	—	—
6〜7 （歳）	4	5	—	—	3	4	—	—
8〜9 （歳）	5	6	—	—	4	5	—	—
10〜11 （歳）	6	7	—	—	5	6	—	—
12〜14 （歳）	9	10	—	—	7	8	—	—
15〜17 （歳）	10	12	—	—	7	8	—	—
18〜29 （歳）	9	11	—	40	7	8	—	35
30〜49 （歳）	9	11	—	45	7	8	—	35
50〜64 （歳）	9	11	—	45	7	8	—	35
65〜74 （歳）	9	11	—	40	7	8	—	35
75以上 （歳）	9	10	—	40	6	8	—	30
妊婦（付加量）					+1	+2	—	—
授乳婦（付加量）					+3	+4	—	—

〈銅の食事摂取基準(mg/日)〉

性　別	男　性				女　性			
年齢等	推定平均必要量	推奨量	目安量	耐容上限量	推定平均必要量	推奨量	目安量	耐容上限量
0〜5　（月）	—	—	0.3	—	—	—	2.0	—
6〜11（月）	—	—	0.3	—	—	—	3.0	—
1〜2　（歳）	0.3	0.3	—	—	0.2	0.3	—	—
3〜5　（歳）	0.3	0.4	—	—	0.3	0.3	—	—
6〜7　（歳）	0.4	0.4	—	—	0.4	0.4	—	—
8〜9　（歳）	0.4	0.5	—	—	0.4	0.5	—	—
10〜11（歳）	0.5	0.6	—	—	0.5	0.6	—	—
12〜14（歳）	0.7	0.8	—	—	0.6	0.8	—	—
15〜17（歳）	0.8	0.9	—	—	0.6	0.7	—	—
18〜29（歳）	0.7	0.9	—	7	0.6	0.7	—	7
30〜49（歳）	0.7	0.9	—	7	0.6	0.7	—	7
50〜64（歳）	0.7	0.9	—	7	0.6	0.7	—	7
65〜74（歳）	0.7	0.9	—	7	0.6	0.7	—	7
75以上（歳）	0.7	0.8	—	7	0.6	0.7	—	7
妊婦（付加量）					+0.1	+0.1	—	—
授乳婦（付加量）					+0.5	+0.6	—	—

〈マンガンの食事摂取基準(mg/日)〉

性　別	男　性		女　性	
年齢等	目安量	耐容上限量	目安量	耐容上限量
0〜5　（月）	0.01	—	0.01	—
6〜11（月）	0.5	—	0.5	—
1〜2　（歳）	1.5	—	1.5	—
3〜5　（歳）	1.5	—	1.5	—
6〜7　（歳）	2.0	—	2.0	—
8〜9　（歳）	2.5	—	2.5	—
10〜11（歳）	3.0	—	3.0	—
12〜14（歳）	4.0	—	4.0	—
15〜17（歳）	4.5	—	3.5	—
18〜29（歳）	4.0	11	3.5	11
30〜49（歳）	4.0	11	3.5	11
50〜64（歳）	4.0	11	3.5	11
65〜74（歳）	4.0	11	3.5	11
75以上（歳）	4.0	11	3.5	11
妊　婦			3.5	—
授乳婦			3.5	—

〈ヨウ素の食事摂取基準（μg/日）〉

性 別	男 性				女 性			
年齢等	推定平均 必要量	推奨量	目安量	耐容 上限量	推定平均 必要量	推奨量	目安量	耐容 上限量
0～5 （月）	—	—	100	250	—	—	100	250
6～11 （月）	—	—	300	250	—	—	130	250
1～2 （歳）	35	50	—	300	35	50	—	300
3～5 （歳）	45	60	—	400	45	60	—	400
6～7 （歳）	55	75	—	550	55	75	—	550
8～9 （歳）	65	90	—	700	65	90	—	700
10～11 （歳）	80	110	—	900	80	110	—	900
12～14 （歳）	95	140	—	2,000	95	140	—	2,000
15～17 （歳）	100	140	—	3,000	100	140	—	3,000
18～29 （歳）	95	140	—	3,000	95	130	—	3,000
30～49 （歳）	95	130	—	3,000	95	130	—	3,000
50～64 （歳）	95	130	—	3,000	95	130	—	3,000
65～74 （歳）	95	130	—	3,000	95	130	—	3,000
75以上 （歳）	95	130	—	3,000	95	130	—	3,000
妊婦 （付加量）					+75	+110	—	—*1
授乳婦 （付加量）					+100	+140	—	—*1

1　妊婦及び授乳婦の耐容上限量は，2,000μg／日とした．

〈セレンの食事摂取基準（μg/日）〉

性 別	男 性				女 性			
年齢等	推定平均 必要量	推奨量	目安量	耐容 上限量	推定平均 必要量	推奨量	目安量	耐容 上限量
0～5 （月）	—	—	15	—	—	—	15	—
6～11 （月）	—	—	15	—	—	—	15	—
1～2 （歳）	10	10	—	100	10	10	—	100
3～5 （歳）	10	15	—	100	10	10	—	100
6～7 （歳）	15	15	—	150	15	15	—	150
8～9 （歳）	15	20	—	200	15	20	—	200
10～11 （歳）	20	25	—	250	20	25	—	250
12～14 （歳）	25	30	—	350	25	30	—	300
15～17 （歳）	30	35	—	400	20	25	—	350
18～29 （歳）	25	30	—	450	20	25	—	350
30～49 （歳）	25	30	—	450	20	25	—	350
50～64 （歳）	25	30	—	450	20	25	—	350
65～74 （歳）	25	30	—	450	20	25	—	350
75以上 （歳）	25	30	—	400	20	25	—	350
妊婦 （付加量）					+5	+5	—	—
授乳婦 （付加量）					+15	+10	—	—

〈クロムの食事摂取基準（mg/日）〉

性　別	男　性		女　性	
年齢等	目安量	耐容上限量	目安量	耐容上限量
0～5（月）	0.8	―	0.8	―
6～11（月）	1.0	―	1.0	―
1～2（歳）	―	―	―	―
3～5（歳）	―	―	―	―
6～7（歳）	―	―	―	―
8～9（歳）	―	―	―	―
10～11（歳）	―	―	―	―
12～14（歳）	―	―	―	―
15～17（歳）	―	―	―	―
18～29（歳）	10	500	10	500
30～49（歳）	10	500	10	500
50～64（歳）	10	500	10	500
65～74（歳）	10	500	10	500
75以上（歳）	10	500	10	500
妊　婦			10	―
授乳婦			10	―

〈モリブデンの食事摂取基準（mg/日）〉

性　別	男　性				女　性			
年齢等	推定平均必要量	推奨量	目安量	耐容上限量	推定平均必要量	推奨量	目安量	耐容上限量
0～5（月）	―	―	2	―	―	―	2	―
6～11（月）	―	―	5	―	―	―	5	―
1～2（歳）	10	10	―	―	10	10	―	―
3～5（歳）	10	10	―	―	10	10	―	―
6～7（歳）	10	15	―	―	10	15	―	―
8～9（歳）	15	20	―	―	15	15	―	―
10～11（歳）	15	20	―	―	15	20	―	―
12～14（歳）	20	25	―	―	20	25	―	―
15～17（歳）	25	30	―	―	20	25	―	―
18～29（歳）	20	30	―	600	20	25	―	500
30～49（歳）	25	30	―	600	20	25	―	500
50～64（歳）	25	30	―	600	20	25	―	500
65～74（歳）	20	30	―	600	20	25	―	500
75以上（歳）	20	25	―	600	20	25	―	500
妊婦（付加量）					+0	+0	―	―
授乳婦（付加量）					+3	+3	―	―

引用・参考文献

1. 朝山正己 他著「イラスト運動生理学」東京教学社
2. 今村裕行 他著「イラスト健康増進科学概論」東京教学社
3. 加藤秀夫 他編「栄養科学 NEXT シリーズ　スポーツ・運動栄養学」講談社（2015）
4. 田口素子・樋口満 編「体育・スポーツ指導者と学生のための スポーツ栄養学」市村出版（2014）
5. 赤間高雄 編「公認アスレティックトレーナー専門科目テキストワークブック　健康管理とスポーツ医学」文光堂（2011）
6. 寺田新 著「スポーツ栄養学−科学の基礎から「なぜ？」にこたえる」東京大学出版会（2018）
7. 岡村浩嗣 編「市民からアスリートまでのスポーツ栄養学（第2版）」八千代出版株式会社（2016）
8. 小山勝弘・安藤大輔 編「運動生理学−生理学の基礎から疾病予防まで−」三共出版株式会社（2013）
9. 八田秀雄 編「乳酸と運動生理・生化学−エネルギー代謝の仕組み−」市村出版（2009）
10. 富樫健二 編「はじめて学ぶ　健康・スポーツ科学シリーズ③　スポーツ生理学」化学同人（2013）
11. 田中紀子・平野直美 編「スポーツ栄養学 栄養サポートの理論と実践力をバランスよく身につけるために」化学同人（2019）
12. 樋口満 著「新版 コンディショニングのスポーツ栄養学」市村出版（2007）
13. 大槻伸吾 他編「フローチャートで学ぶ運動生理学実習」建帛社（2012）
14. 高橋正人・立木幸敏・河野俊彦 著「ドーピング　スポーツの底辺に広がる恐怖の薬物」講談社（2000）
15. メルビン・ウイリアムス 著 樋口満 他訳「スポーツ・エルゴジェニック限界突破のための栄養・サプリメント戦略」大修館書店（2000）
16. 高松薫・山田哲夫 編「N ブックス運動生理・栄養学（第3版）」建帛社（2010）
17. 清水孝雄 監訳「イラストレイテッド　ハーパー・生化学」丸善出版（2016）
18. 鈴木 志保子 著「理論と実践　スポーツ栄養学」日本文芸社（2018）
19. 下光輝一 他編「運動と疲労の科学—疲労を理解する新たな視点」大修館書店（2018）
20. 高田知子 他著「臨床栄養 スポーツ栄養の最新エビデンスと実践」医歯薬出版（2019）
21. 鈴木志保子 著「スポーツ栄養マネジメント」日本医療企画（2014）
22. 小林修平・樋口満 編「アスリートのための栄養・食事ガイド」第一出版（2014）
23. 中村丁次 著「系統看護学講座　専門基礎分野　人体の構造と機能（3）栄養学」医学書院（2018）
24. 岸恭一・木戸康博 編「たんぱく質・アミノ酸の新栄養学」講談社（2007）
25. 鈴木正成 著「実践的スポーツ栄養学」文光堂（2005）
26. 青山晴子 著「スポーツ選手の栄養学と食事プログラム」西東社（2006）
27. 西山宗六 著「治療 貧血と微量元素」南山堂（2006）
28. 金岡恒治，赤坂清和 編「ジュニアアスリートをサポートするスポーツ医科学ガイドブック」メディカルビュー（2015）
29. 国立スポーツ科学センター 著「JISS　国立スポーツ科学センターのアスリートレシピ」主婦と生活社（2018）
30. 渡邊令子・瀧本 秀美・伊藤 節子 編「健康・栄養科学シリーズ　応用栄養学」南江堂（2015）
31. 竹中優・土江節子 編「応用栄養学 栄養マネジメント演習・実習（第4版）」医歯薬出版（2017）
32. エムラン・メイヤー 著，高橋洋 訳「腸と脳」紀伊國屋書店（2018）
33. ショーン・スティーブンソン 著，花塚恵 訳「SLEEP」ダイヤモンド社（2017）
34. 片野由美・内田勝雄 著「図解ワンポイント　生理学　人体の構造と機能」サイオ出版（2017）
35. 石川隆 監修「生理学の基本がわかる事典」西東社（2012）
36. 奈良信雄 監修「ぜんぶわかる血液・免疫の事典」成美堂出版（2018）
37. 樋口満 監修「栄養・スポーツ系の運動生理学」南江堂（2018）

38. 春日規克 編「運動生理学の基礎と発展」フリースペース（2019）

39. 樋口 満 著「スポーツ現場に生かす運動生理・生化学」市村出版（2011）

40. （公財）日本スポーツ協会「スポーツリーダー兼スポーツ少年団認定員養成テキスト」（2018）

41. （公財）日本アンチ・ドーピング機構「FAIR PRID ガイド－アンチ・ドーピングの基礎知識－」（2018）

42. （公財）日本アンチ・ドーピング機構「世界アンチ・ドーピング規程（2015年版）」（2018）

43. 小清水孝子，柳沢香絵，横田由香里「スポーツ選手の栄養調査・サポート基準値策定及び評価に関するプロジェクト」報告，栄養学雑誌，64, 3, 205-208.（2006）

44. 琉子友男，福永哲夫「等尺性最大筋力に及ぼす筋断面積および筋線維組成の影響」体力科学，1986, 35巻，3号，p. 168-174.

45. 平川史子，吉村良孝「成長期スポーツ選手の身体組成，食生活習慣および栄養素等摂取状況の現状と課題」別府大学紀要（2008）

46. 平川史子，竹元明子，早渕仁美「プロ野球球団の健康管理における管理栄養士の役割」臨床スポーツ医学会誌 Vol.16,No.3, p349～p359（2008）

47. 平川史子，吉村良孝「成長期スポーツ選手の身体組成，および栄養素等摂取状況の2年間の追跡調査」第50号，p107～p116 別府大学紀要（2009），

48. 横山佳祐，米持英俊，平川史子「成長期スポーツ選手に対する栄養サポートの重要性」第53号，p121～p131 別府大学紀要（2012）

49. 平川史子，寺山絵未，山根美沙子「ジュニア期スポーツ選手に対する継続的な食育指導とその効果」別府大学紀要（2014）

50. 平川史子「スポーツと栄養」p3～8 スポーツおおいた創刊号（2017）

51. 文部科学省「平成30年度学校保健統計」（2019）

52. 厚生労働省「日本人の食事摂取基準（2020年版）」

53. 厚生労働省「平成29年国民健康栄養調査」（2018）

54. 文部科学省スポーツ・青少年局企画・体育課「スポーツ立国戦略」（2010）

55. Bergström J, Hermansen L, Hultman E, Saltin B. Diet, muscle glycogen and physical performance. Acta Physiol Scand. 1967 Oct-Nov;71（2）:140-50.

56. Sherman WM, Costill DL, Fink WJ, Miller JM. Effect of exercise-diet manipulation on muscleglycogen and its subsequent utilization during performance. Int J Sports Med. 1981 May（2）:114-8.

57. Burke LM, Hawley JA, Wong SH, Jeukendrup AE. Carbohydrates for training and competition. JSports Sci. 2011;29 Suppl 1 : S17-27.

58. Tarnopolsky MA, Atkinson SA, MacDougall JD, Chesley A, Phillips S, Schwarcz HP. Evaluation ofprotein requirements for trained strength athletes. J Appl Physiol（1985）. 1992 Nov;73（5）:1986-95

59. International Oltmpic Committee. Nutrition for Athletes. 2012.

60. Jäger R, Kerksick CM, Campbell BI, Cribb PJ, Wells SD, Skwiat TM, Purpura M,Ziegenfuss TN,Ferrando AA, Arent SM, Smith-Ryan AE, Stout JR, Arciero PJ, Ormsbee MJ, Taylor LW, WilbornCD, Kalman DS, Kreider RB, Willoughby DS, Hoffman JR, Krzykowski JL, Antonio J. InternationalSociety of Sports Nutrition Position Stand: protein and exercise. J Int Soc Sports Nutr. 2017 Jun20 ; 14:20.

61. Thomas DT, Erdman KA, Burke LM. American College of Sports Medicine Joint Position Statement. Nutrition and Athletic Performance. Med Sci Sports Exerc. 2016 Mar;48（3）:543-68.

62. Churchward-Venne TA, Burd NA, Phillips SM. Nutritional regulation of muscle protein synthesis with resistance exercise: strategies to enhance anabolism. Nutr Metab（Lond）. 2012 May 17;9（1）:40.

63. Levenhagen DK, Gresham JD, Carlson MG, Maron DJ, Borel MJ, Flakoll PJ. Postexercise nutrient intake timing in humans is critical to recovery of leg glucose and protein homeostasis. Am J Physiol Endocrinol Metab. 2001 Jun ; 280 (6) : E982-93.

64. Moore DR, Robinson MJ, Fry JL, Tang JE, Glover EI, Wilkinson SB, Prior T, Tarnopolsky MA,Phillips SM. Ingested protein dose response of muscle and albumin protein synthesis afterresistance exercise in young men. Am J Clin Nutr. 2009 Jan;89 (1) :161-8.

65. Lemon PW, Mullin JP. Effect of initial muscle glycogen levels on protein catabolism during exercise. J Appl Physiol Respir Environ Exerc Physiol. 1980 Apr;48 (4) :624-9.

66. Ivy JL,et al. : Muscle glycogen strage after exercise : effect of time of carbohydrate ingestion. J Appl Physiol, 64 : 1480-1485 (1988)

67. Parkin JAM, et al. : Muscle glycogen strage following prolonged exercise : effect of timing of ingestion of high glycemic index food. Med Sci Sports Exerc, 29 : 220- 224 (1997)

68. Burke LM, et al. :Carbohydrates and fat for training and recovery. J Sports Sci, 22 : 15-30, (2004)

69. Asakura K, Sasaki S. School lunches in Japan: their contribution to healthier nutrient intake 12 among elementary and junior high school children. Public Health Nutr; 20: 1523-1533. (2017)

70. Vanhelder,W.P.,et al.:Growth hormone responses during intermittent weight lifting exercise in men. Enr.J.Appl.Physiol.53.p31-34 (1984)

71. IOC Consensus Statement on Sports Nutrition 2010

http://www.olympic.org/Documents/Reports/EN/CONSENSUS-FINAL-v8en.pdf 2) Tipton KD,et al. : Protein and amino acids for athletes. J Sports Sci, 22 : 65-79, 2004

索　引

イラスト　スポーツ・運動と栄養
　　　―理論と実践―

ISBN 978-4-8082-6068-2

2020 年 4 月 1 日　初版発行
2022 年 4 月 1 日　2 刷発行

著者代表 © 今 村 裕 行

発 行 者　鳥 飼 正 樹

印　　刷　株式会社 三 秀 舎
製　　本

発行所　株式会社 東京教学社

郵 便 番 号　112-0002
住　　　所　東京都文京区小石川 3-10-5
電　　　話　03 (3868) 2405
Ｆ Ａ Ｘ　03 (3868) 0673
http://www.tokyokyogakusha.com